陳佳宏　醫師
蔡惠芳　社會工作師／諮商心理師
張睿杰　專業登山旅遊領隊
合著

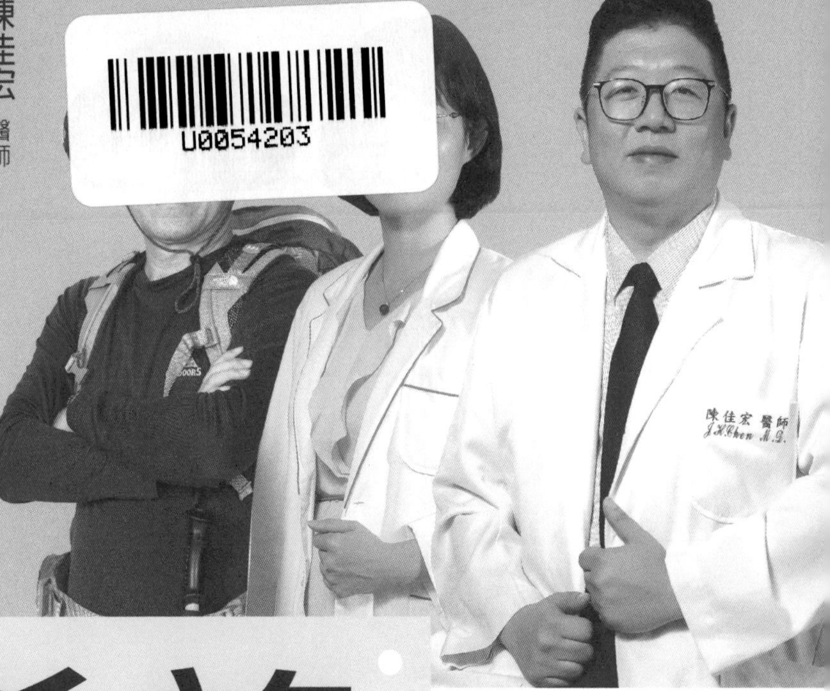

希望治療

整合性癌症照顧
最新醫療、心理與山林療癒

陪伴之路，溫暖守護

—精準醫療—
標靶治療、免疫藥物治療

—全人照護—
關注癌症心理適應與關懷

—自然療癒—
登山健行走自己療癒之道

健康是一種信念，傳遞癌症治療的希望！

整合醫療計劃　往痊癒路上共同邁進，找回病人與家屬的抗癌力量

Contents

Part 01

治癌前景——迎接治療新時代，癌症醫療曙光

Part 02

全人照護模式——醫療結合心理腫瘤

文／陳佳宏、蔡惠芳

Contents

附錄一 走訪山林，領受沒有副作用的藥方

文・圖／張睿杰

附錄二 本書作者群簡介

推薦序一

帶著「希望」一起走，痊癒機會跟著來！

作為一位臨床醫師，面對每一位罹癌且腫瘤發展擴散分期稍高的病患，解說其惡性程度與相關的存活率，經常會是一件需要智慧引導的歷程。

導引希望信念與良好醫病互動

醫師提供病患最新的文獻數據，供其參考，當屬必須而且重要，但醫師如何導引病患，在死亡與存活的分界中，即便死亡的風險極高，病患仍願意朝存活的希望端做出引頸的企盼與努力，這樣的信念導引與醫病互動，在診治癌症患者的過程裡，尤其重要。

《希望治療：整合性癌症照顧，最新醫療、心理與山林療癒》就是這樣的一本書，探討如何讓癌症病患在診治的歷程中，懷抱希望來接受治療，保守健康的信念，來迎向戰勝癌症的曙光，既適合病患，也適合醫師一同來閱讀學習。

陳佳宏醫師是本書的作者之一，也是三軍總醫院血液腫瘤科的資深主治醫師，寬廣深厚的學識基底與豐富的臨床經驗，讓他體會出「希望治療」在癌症病患身上，左右其治療預後的重要性，也樂於向社會大眾推廣、倡導這樣的觀念，讓癌友與家屬們相信，對抗癌症必須將「希望」帶著一起走，痊癒的機會就會跟著來！

三軍總醫院院長

推薦序二

「森」度之旅，找到「心」希望

一個人除了要有良好的「內在」涵養，更要有得體的「外在」，就像健康的身體需要有健全的心靈一樣。

因為人的「內在」與「外在」，「身體」與「心靈」，總是交互影響，並又相輔相成地形成了一完整健康的生命。

「森」度之旅，啟動療癒生命的動力

因此，「全人照顧」變得異常被重視與需要了，特別在身體被宣判重症之時，心靈的勇氣與健康，就扮演著最佳療癒與希望支撐的最佳生命動力。

接觸大自然，正是一種平衡舒放心靈的方式，藉由山林中適當的「森」度之旅，結合大自然神祕的療癒力量，帶給身體正面的能量，來達到本書《希望治療：整合性癌症照顧，最新醫療、心理與山林療癒》所傳達的最佳方式。

因為彩妝而結識了經營彩妝事業的張睿杰先生，注意到他永遠都是精神飽滿、活力充沛，散發著正面善良能量。

後來發現，原來他早已是專家級的登山高手，在我心情最煩悶糾結時，總是跟隨張睿杰先生，接近山林，在他悉心地安排下，總是能重拾快樂正向心情。

藉由張先生在本書無私分享的專業登山運動，定能讓更多人從「森」度之旅中，找到「心」的希望，並重燃對生命中的信心與熱情。

國際彩妝大師

朱正生

推薦序三

全方位「希望治療」，罹癌病人的明燈

仁心良術、博愛濟群的陳佳宏主任，發表新書《希望治療：整合性癌症照顧，最新醫療、心理與山林療癒》，其精湛論述是罹癌病人在治療過程中的明燈與希望，從病人的觀念「我的希望來自於醫生」，引導至「希望是在病人本身與病人家屬共同面對病情」。

醫師的專業治療，病人正向接受病情與病人家屬居家良好照護，三方合作積極進行的醫療行動，如此一來，主任在本書倡導的「希望治療」，即能發揮最好的治療效果。

掌握治療三大方向，成功治癒癌症

罹癌病人在化學治療過程中是非常辛苦的，每次療程必須承受體內白血球低下，可能引發的感染風險。如何避免感染、補充營養增加體力，以及維持病人正向積極態度等等，透過專業醫師與良好的居家護理，來協助病人有效渡過漫長的治療過程，這就是主任新書的精神所在。

家父在七十五歲時，罹患淋巴惡性腫瘤第二至三期，醫囑計劃需要做完八次化療，如何配合醫囑才能執行完漫長治療？其中包括：不能感染、提升食慾增強體力、加強患者心理素質，從這三大方向，筆者規劃設計了「化療期間居家照護經驗分享」，並請家人落實配合執行。

由於清楚治療過程與因應之道，家人沒有恐懼與慌亂，家父得以安心面對半年的療程，在漫長治療期間，很幸運地在每次療程治療劑量沒因年長而減量，過程中家父信心十足，沒有感染也沒有不良症狀，胃口極好，體重還增加三公斤。難能可貴的是，以七十五歲之長者，治療時間沒被拖延，完成了整個化療過程。

惡性腫瘤化學治療期間，居家照護經驗分享

■ **精神方面：**

當病情檢查確定後，請保持輕鬆心情與細膩的心，積極態度勇敢面對，配合專業主治醫師醫囑，切忌三心二意，猶豫不決，浪費第一治療時間。

■ **知識方面：**

當確定病情後，最好自己能清楚瞭解正確病情的訊息，如上網至各大醫院專業醫師所提供的病情訊息，或購買與病情有關的書籍，早日做好治療因應之道（年長者，應由子女代為轉述）。

在治療期間因患者體質不同，無法確實掌握個人白血球低下易感染時間，落實下述建議，可提供安全居家照護方法。

‧食：

一、治療期禁止觸碰未煮熟的食物，禁止未煮沸的水入口。

二、使用煮沸過的水或純水來刷牙，飯後要刷牙、經常漱口，保持口腔潔淨。

三、用餐時，使用器皿前，用煮沸的水沖燙過。（防止細菌殘留）

四、水果內外帶菌量高，禁止直接食用，降低感染風險。

五、各種水果可煮熟後再食用，或購買經滅菌過有機果汁飲用。

六、多喝開水或經煮熟的綜合蔬菜湯，每天至少兩千毫升以上。

七、化療過後七天左右，是身體白血球最低下的時期，這段期間儘量少外出，並謝絕訪客，放鬆心情多休息，並多食用牛肉，及高營養食物以提升白血球數量，增加身體的抵抗力。

八、避開感冒或具有傳染病的親朋好友，並嚴禁吸菸、喝酒以及熬夜。

九、絕對勿聽信小道消息服用偏方，積極接受醫院正規的治療。

‧衣：保持衣服乾淨，乾燥，注意保暖，避免感冒。

‧住：居家臥室，可請消毒公司進行消毒。可使用除濕機，讓室內相對濕度保持在百分之五十至六十左右（潮濕的環境容易滋長細菌），減少感染源。枕頭、床墊、棉被應保持清潔與乾燥（由於床墊平均使用多超過十年，台灣潮濕床墊病菌多，容易增加感染機會，最好能進行日曬消毒或更新）。購買一台空氣濾清器放置於臥室睡覺時，保持連續運轉狀態。

•行：

一、居家可多做柔軟運動促進新陳代謝，運動完後補充水分，若有流汗應馬上擦乾並更換衣服以避免感冒。

二、盡量不在公共場所久留，少到公園運動，鳥禽糞便均是感染源，如需外出應戴口罩。

三、禁止與具有傳染性疾病（如感冒）的病人相處。

四、治療期少會客，少外出，在一個潔淨居家內，安心養病。化療期間居家照護注意事項指引，提供了防護照顧措施，以利持續準時完成療程。祝福接受治療之患者早日康復。

由於在治療期間信任醫師專業、患者正向的心理素質、家人的居家良好照護，三方積極進行配合的醫療行動，成功治癒了家父淋巴惡性腫瘤。

回想其治療過程，完全符合了陳主任新著作所推廣的「希望治療」，非常認同主任嘉惠病患全方位《希望治療》大著。

我以行動支持，分享淺薄之經驗，並提供化療期間居家照護的經驗分享，祈願能造福更多病患，並祝福接受治療的患者，早日康復。

科技公司董事長
蔡文彬

作者序一

希望治療不只是一個觀念，更是醫療行動！

癌症治療依照分期，有個別性的治療方式。

早期癌症很容易藉由手術等方式，達到根治的期望，如果屬於晚期癌症的話，或是腫瘤已經遠端轉移到其他器官的第四期時，對於病人或是家屬，甚至是醫師及醫療團隊而言，整體治療上可能就會有一些擔憂。

整合性的癌症照顧，為生命帶來希望感

本書聚焦「希望治療」，就是期許帶給病人、家屬與醫療從業人員，在面對每種治療時，都能懷抱希望，一份有機會痊癒的希望。

大家對於癌症已有「早期發現，早期治療」的普遍概念，尤其現今各方推廣「癌症篩檢」之下，我們可以藉此帶來早期療癒的「希望感」。但是，在晚期階段，病人是不是也可以抱持這樣的期待呢？這是目前醫療持續努力的方向。

這也是我一直告訴癌友們，不管癌症在哪一個進度環節中，都要先理解到——「罹癌並不代表絕望」、「癌症遠端轉移並不代表絕對的絕望」，希望透過這些信念的推廣，

讓癌友與家屬們相信前方仍存在一種治療方式，保持正向的希望感，這就是本書強調的「希望治療」。

針對廣泛癌症分期，第三期大概是淋巴結受到侵犯，第四期則有遠端轉移的情況，臨床上的治療方式，第三期大部分還是可以藉由手術，把原發腫瘤及周邊淋巴結切除，再做一些加強治療，例如化療、電療等；如果是第四期遠端轉移的話，一般舊有觀念上只能做腫瘤控制。

以目前醫療科技而言，也許本來預期沒辦法痊癒的癌症，仍有新的方法可以嘗試，還有這個希望跟機會也可以朝向痊癒的方向努力。

另外，如果是第三期淋巴結侵犯，即使病人手術後，做了加強性的化療或電療，還是不免擔心復發的可能，所以在此階段，我們可以嘗試透過整合性癌症照顧，除了最新的醫療層面，還包括心理支持、山林療癒、肌力運動與復健等，讓患者感受到生活的樂趣，為生命帶來希望感。

我希望隨著治療，讓癌症病人的生活品質越來越好，不會因為治療而影響到日常起居。因此，在這個基礎上，如何在治療的過程，以及穩定期當中，讓病人一方面抱持著：「我其實是與癌共存」，另一方面秉持著：「我其實可以做一些所謂健康活動」的積極想法。只是透過執行的前中後，需要注意到身體可能的變化與限制，而不要超過極限。

比如說，有些人喜歡登山，健康的人登山，當然也有一定風險，那麼，癌友登山會不會有風險？同樣也有。兩者的風險面向不太一樣，這裡希望給予一份貼心提醒，鼓勵癌友在既有的醫療基礎上，除了讓生活品質得以維持之外，更期許搭配心理照顧、大自然的力量，啟動身心靈的療癒層次。

療癒之路操之在己，找回病人與家屬的抗癌力量

「醫生，我這樣子是不是沒有希望了？」病人問醫師。

「希望是看人的！」醫師則直接回應。

我曾在臨床上聽過這樣一個問答，或許醫師的回話不是很恰當，但背後傳達了一個概念，就是整個治療過程與結果，不單單只是醫療人員的責任而已，同樣建立於病人本身心態，以及所處的情境、環境中，病人怎麼樣一同來照顧目前生病的自己。

過去，病人常常會覺得「我的希望來自於醫生」，但是就現代醫師的立場，我認為「希望反而在病人本身」，其中就包括：自己如何看待疾病、如何配合醫療等，不單單只是醫師的責任，同時也是病人與家屬的責任。

舉例來說，當癌症第三期的病人經手術，同時接受加強性治療後，原則上身體腫瘤「已經清空了」，只是相對上，第三期的復發率比較高；而第四期的遠端轉移，因為

腫瘤透過全身血液的流動擴散出去，因此，當病人或家屬問：「醫師，我這個是第幾期呢？」假使據實說明：「這個有肝臟轉移了，所以是第四期……。」這樣的回答，當下要如何帶給病人和家屬希望？

或許，還可以這樣說：「我們希望能朝向穩定的病情控制，可以再看看治療的效果反應怎麼樣……。」採用比較委婉的方式表達，也許是一種方式。

當癌症走到了第四期，也就是晚期之後，「可能無法完全痊癒」是一個事實，但我們該如何看待這件事，讓它可以成為一個「視角」，也成為一個「溝通」。

過去這部分並沒有受到重視，因此這本書想要凸顯出這個議題，整個醫病治療的過程，如何透過雙向的溝通與治療，使病人與家屬持續保有希望。

《希望治療》這本書希望扭轉大眾固有的想法，帶動一個嶄新的觀念，也就是即使癌友走到了晚期或末期階段，仍然懷抱一線生機。關鍵在於，這個生命之火的契機，需要由自己先點燃。

當你願意給自己一個機會、把握住一份希望的時候，你的家人、主治醫師乃至整個醫療團隊，都會為您放大這份希望。

也就是說，當我們遇到疾病無法妥善治療時，也許只是在目前的治療上，沒有痊癒的可能性，但是當我們把「戰線拉長」時，可能不久之後，新的治療方式隨之出現，至少當下有把病情維持、控制住，之後就可以銜接或承接到新的治療方式。

身心靈整合性醫療計劃，往痊癒路上共同邁進

我們常說：「事緩則圓。」這也是一種醫療策略，如果就心理支持而言，之所以在治療過程中感到慌亂不安，主因是覺得「我沒有時間了」、「我的生命就快要告終了」，但本書想要提倡「戰線拉長」策略，唯有穩住現況，等待後續新的治療方式出現，未來便有更大的希望及機會。

「希望」這樣的架構跟概念，其實在早期跟晚期的癌症階段皆適用，透過分享這些治療跟案例，早期癌友可以鞏固目前的現況，更加注重身體的養生、保持運動等，一方面維繫生命機能，一方面找到生活樂趣。

而在晚期的癌友身上，則是「戰線拉長」策略，提高存活期，獲取更多的機會，接續未來新的治療方式。

本書《希望治療：整合性癌症照顧，最新醫療、心理與山林療癒》，除了由我分享目前臨床癌症醫療的最新面向，提供新的方式讓中晚期階段的癌友，可以得到一些好的治療，往痊癒的路上前進。

同時，在維持生命品質的期待上，也導入心理治療（蔡惠芳心理師、社會工作師）、

山林療癒（張睿杰專業登山旅遊領隊）等輔助療法，以及帶入爬山健行運動，透過三個人各自的專業，協助癌友與家屬一起找回生活的樂趣，提升身心靈的韌力。

癌症治療不能單單強調藥物而已，這些只作為生理及病理上面的治療，還要擴及心理與生活的層面，並以達到痊癒為目標來前進。

三軍總醫院血液腫瘤科主治醫師
陳佳宏

作者序二

鍛鍊體力，享受美景，快活人生！

多年前，一次因緣際會結識了三總蔡惠芳老師，閒聊中提到，是否可以贊助安寧病房聖誕節活動？就這樣，開始結下與安寧病房七年之緣。

參與圓夢計劃，藉由裝扮感受當下幸福

每年聖誕節一早，邀集各方專業大師，分派區域各就各位。主作業區在家屬休息室，整備了面膜區，幫病友先敷貼面膜，做上妝前的保養；接著妝髮區，快剪手師傅迅速修剪出俐落髮型；一旁的彩妝大師，已經開始準備好適合的色調和睫毛。角落旁，更有樂團大師，現場伴奏經典名曲，將氣氛帶動至最高潮。

完妝後，前往隔壁的攝影室，穿搭多套租借的婚宴禮服，偕同病友的家人，展露出難得的笑顏，拍出最美麗精彩的人生寫照！

另外，為了服務臥床無法移動的病友，我們也派出專業小蜜蜂隊，直接前往病房做全程的妝點，還有烏克麗麗大師，隨行前往伴奏，藉此舒緩病友不安的心情。也因此，陸續吸引原先不好意思報名參加的病友，紛紛前來加入裝扮行列！

曾經有那麼一位年約五十出頭的女病友，蠟黃的氣色、瘦弱的身形，一副無精打采的模樣。誰知經過諸位大師一番妝點之後，猶如新娘出閣，喜氣滿盈。

拍完照後，竟然捨不得卸下裝扮，而是喃喃私語地問我：「這一生未曾走過紅毯，可否請你充當新郎，陪我走一段？」只見淚珠在眼眶中打轉著，令人深感不捨！

拍照現場充滿諸多笑聲和驚呼聲，妝前妝後判若兩人的模樣，最令人嘖嘖稱奇。而每位病友，都在攝影機前，盡情地展露一生中最滿意的笑顏，而往往就真的是最後一笑了！許多家屬甚至就將這個笑容，用在最後的告別式上。

放下掛念，和山林學習樂活

上帝賜你平安與幸福
釋迦予你慈愛和關懷
自己創造信心和勇氣
山林豐盈你美麗人生

這兩年，因為疫情，無法掙脫口罩的束縛，也不得不暫停這項活動。在一次公益活動場合中，與陳佳宏醫師和蔡惠芳老師聊起當年的活動，心想，還能怎麼協助癌症病友術後身心治療？一念之間，突然聯想到，我每週帶隊爬山隊員中，不就有現成的案例嗎？而且，每次和術後病友一起出行，總能感受到他們為生命價值而奮力攀爬的不懈精神，反而讓我們一般山友自愧弗如。

尤其是行進隊伍中，裡面笑得最大聲的、最為樂觀爽朗的，往往都是這群經歷過人生跑馬燈的病友，而且不厭其煩地奉勸我們：「人生沒什麼好計較、掛念的，好好活著，為自己活著，才是最好且應有的人生態度啊！」

也因為如此，便與陳醫師、蔡老師三人一起合著作品，我也期許透過《希望治療：整合性癌症照顧，最新醫療、心理與山林療癒》這本書分享山林療癒的力量。在許多科學實驗中，大自然的力量已備受推崇，尤其是對於五感神經的體驗，直接反應到情緒的影響和身心的反芻。期望病友們在術後療養期，先強化自身肌力，持之以恆地在家練習肌耐力，進而跨足出戶，與大自然共舞，鍛鍊體力，享受美景，迎接快活人生！

台灣多山而絕美，從高到低，自遠而近，想要走怎樣的路線、都是隨意可行。近幾年，推動的台灣脊梁山脈旅遊年，更是大力修整各地的登山步道、古道、山徑、園區，只要你想走，絕對有走不完的路線、看不完的景致。

坐而言不如起而行，邀集同好、聘請專業領隊，並且選個風和日麗的好天氣，出發即行，親炙山林與土地之美！

專業登山旅遊領隊

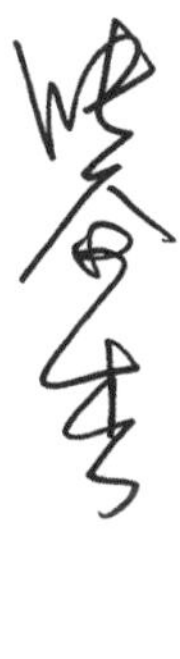

作者序三

全人照護，陪伴因生病而陷入無助的心

對癌症病人而言，受苦的不單單只有面對身體的病痛，更多的是那份心理承受的壓力——對得知罹癌的恐懼、對治療的未知與慌亂、過程中自我形象的崩壞，乃至因而對家庭造成的影響。

治療轉向，從關心「病」到關心「人」

很多病友即便治療已經穩定，甚至痊癒了，但心理上仍然深陷在擔心疾病復發的焦慮與憂鬱的情緒裡，更別說一旦疾病進展到末期時，那種伴隨而來的無助及無望感，不只是病人受苦，身邊照顧的家人同樣歷經漫長的照顧過程。

那是一種身心煎熬，卻找不到一個被理解的角落，來安放自己的孤寂及慌亂。我們常聽到「聞癌色變」這個詞，不正是形容對於癌症的心理情緒反應？

以往因為大家對於癌症的治療不夠瞭解，也不知如何預防，看到罹癌後那種辛苦且孤獨奮戰的過程，於是，對於癌症便有了超乎現實的想像及恐懼。

隨著醫療的進步，現今我們對癌症有了更多的認識，除了近年來提倡的癌症篩檢，讓我們瞭解癌症早期發現、早期治療，有助於治療成效之外，也開始認識癌症分期，對於病人在不同期別所需要的治療有不同的選擇，尤其對晚期癌症治療，現在已經發展出許多具有療效的治療藥物，這些都讓病友們對於未來有更大的希望感。

此外，大家也逐漸注意到，治療不是只針對「癌症」，而是看到「癌症病人」，視角從關心「病」轉向關心「人」。

於是，我們對於如何提升癌友的生活品質，開始有許多的探討，我們也從很多成功抗癌鬥士的經驗裡看到，除了治療過程之外，真正影響病友的是他們對於疾病適應過程。因此，我們關心的不單單只有病人，連帶著他們的家庭、親友都是很重要的一環。

「您是重要的，即便活到最後一刻，您仍然是那麼重要！」這當中的「您」，絕對包含了在一起的家人。

轉化低潮，成為生命裡的光榮標章

從「全人照護」的觀點出發，便是我們這本書最重要的觀念。

臨床上，我們也看到結合身心靈的治療，對於病人及家屬帶來的力量，讓抗癌的歷程，不再是淒風苦雨，而是帶著希望一路前進，在癌症治療的過程裡，仍然保持樂觀，配合治療的同時，一樣享受生活。

「那些放不下、沒有癒合的痛苦，才叫傷痕；唯有走過這段辛苦歷程，並且從中癒合、新生，將成為生命的勳章！」生病雖然不是我們願意遇到的，然而，讓原本可能的低潮，轉化成為生命裡一段光榮標章，不正是我們樂見的嗎？

《希望治療：整合性癌症照顧，最新醫療、心理與山林療癒》本書特色，在於我們不單單只談疾病的治療，同時也關注到對病人的心理照顧，以及給予照顧者的支持。

我特別喜歡書中以問答的方式，透過陳佳宏醫師以「全人照護」的觀點，一一回答臨床上病人與家屬常面臨的問題。此外，還有專業登山領隊張睿杰的「山林療癒」篇章，更突顯這本書強調癌症病人更該保有生活品質的精神。

具有溫度的醫療，讓人在病痛裡依然保有希望，而接近山林、感受大自然的療癒力量，感受日常美好，引導自己走在希望的道路上。十分珍惜在提供癌症病人照顧的過程裡，能有這樣的機緣結識志同道合的朋友，不論是陳醫師或張大哥，大家都有一份熱忱，希望透過自己的專業，來照顧因生病而陷入無助的心。

期待我們照顧的病人，在與癌共存的日子裡，生活仍舊可以如常前進，這就是我們一起努力的目標，相信也是癌症病人及家屬們最美好的希望！

社會工作師、諮商心理師

蘇惠芳

Part

01

治癌前景——迎接治療新時代，癌症醫療曙光

過去，因為癌症的宣導，我們對癌症有了更多認識，近年來也因為醫療科技的進步，從最初將癌細胞通殺的化學治療，進展到針對某些癌細胞的標靶藥物，以及前幾年熱門的免疫藥物療法，為癌友帶來更多的可能。

如今，拜基因檢測所賜，可以找出突變的基因而對症下藥，不僅命中要害、降低副作用，讓癌症醫療迎接新的曙光。

文／陳佳宏

01

對準靶心，擊中目標——標靶治療

標靶藥物其實也是很有效果，即使都已經要接受安寧緩和照護的病患，用完標靶藥物加化療之後，病人還是有機會可以痊癒。

標靶藥物治療顧名思義就是對準癌細胞射擊，針對特定癌細胞基因突變發展出的藥物治療。

關於標靶治療或化療，已有很多實證醫學證實其療效，亦是現在主流的執行方式，直至目前為止，它還是有效的癌症治療方式，有些病人在標靶藥物和化療的治療下，就已經有顯著的效果，也代表現在於癌症的治療藥物選項上，其實有很多種可供選擇。

從安寧病房到一般病房，標靶治療的奇蹟

淋巴整體分布的範圍是全身，所以也沒有什麼遠端轉移不轉移，但是它也是有分期別，辨別依據主要在橫膈膜的上下，有無跑出淋巴結外，或是有沒有侵犯到骨髓，即使腫瘤侵犯得很厲害，標靶藥物也是有機會讓病人痊癒，針對B細胞淋巴癌治療，會使用標靶藥物加化療。

「陳醫生，我是好不了了，乾脆讓我去安寧照護！」這是一位六十歲的阿姨，她被診斷為瀰漫性巨大B細胞淋巴癌，腫瘤侵犯了很多臟器器官，甚至連骨頭裡到處都是癌細胞。當時的她，對於治療有著莫大恐懼。

因為腫瘤已經分布很多地方，讓她覺得自己不會痊癒，就沒有接受癌症治療，而是來到我們醫院，希望尋求安寧照護，家人選擇尊重個人意願，不勉強她做積極治療，進行安寧緩和照護就好。

病人的症狀主要包含骨頭疼痛、會喘，因為淋巴腫瘤有侵犯到肺部，造成肋膜積水，稍微走動就會發喘，不動也會喘，所以到安寧病房做安寧照護，進行症狀控制即可。

「目前這個標靶藥物效果不錯，要不要試試看？」其實這種淋巴癌對於標靶（Rituximab, R）合併CHOP化療，簡稱R-CHOP處方，效果都還蠻好的，因此詢問她的意願。

「但我害怕打化療……。」她有些遲疑地說。

「那我們打標靶藥物就好。」我鼓勵阿姨試試看，再給自己一次機會，於是與阿姨充分討論之後，幫她打一次標靶藥物。沒想到，隔天她說變得更喘了，還是希望安寧照護就好，我們只好尊重病人的意願，將她轉到安寧病房。

「醫生，我這幾天已經不像之前那麼容易發喘！」轉進安寧病房之後，到了第三天、第四天，發喘症狀漸漸消退，也越來越不痛，阿姨表示症狀好了許多。因為「看見了希望」，所以回頭詢問我：「是不是可以再做化療？」

於是，我又將她從安寧病房轉回一般病房，她就持續做標靶藥物加化療，標準流程是打六次或八次，大概半年時間，再進行影像評估檢查，發現她的腫瘤全消了，直到現在已經存活六、七年以上了，只需要每年回到門診固定追蹤檢查。

關於這個臨床案例，我想說的是，標靶藥物其實也很有效果。標靶藥物的角色，對於像淋巴癌這種即使都已經要接受安寧緩和照護的病患，用完標靶藥物加化療之後，病人還是有機會可以痊癒，持續到現在可有六、七年的存活時間。

慢性骨髓性白血病，最成功的標靶藥物治療

白血病有分急性白血病跟慢性白血病，慢性骨髓性白血病（CML）則是第一個標靶藥物治療最成功的疾病，免除接受高風險的骨髓移植治療。

以前傳統的慢性骨髓性白血病，都需要打化療、骨髓移植，但普遍預後都不好，研究顯示它與費城染色體 BCR-ABL 融合基因有關，後來發現 STI571 可以作用佔據 BCR-ABL 酪氨酸激酶上 ATP 的結合位置，使 BCR-ABL 無法催化磷酸化反應，導致 BCR-ABL 的功能喪失而抑制癌細胞的生長。

STI571 即是酪氨酸激酶抑制劑基利克 Glivec (Imatinib)，表示標靶藥物還是有機會可以讓原本預後差的這些慢性骨髓性白血病病患，尋求或是治療到可以痊癒的狀態，像這個 CML 就是針對 BCR-ABL 酪氨酸激酶抑制劑的標靶藥物，現在已經發展到第二代的標靶藥物了。

這些病人本來以前要做化療、骨髓移植，而且效果並非都相當好，因為病人有費城染色體 BCR-ABL 融合基因，所以用標靶藥物治療，是可以讓病人有機會痊癒，所以病人在治療上不再需要做骨髓移植，而是藉由簡單的方式，每天吃標靶藥物，就可以把腫瘤控制到全消，是一種很好的治療選擇。

胃腸道基質腫瘤，存活期從兩年大增至五年

根據統計，約有百分之八十五的胃腸道基質腫瘤（Gastrointestinal stromal tumor, GIST）是因為 KIT 基因突變所致，百分之十則由 PDGFRA、BRAF 激酶基因突變引起。

該腫瘤最常出現於胃部（有高達六成比例），但源發於胃部的 GIST 比起源發於消化道以外的 GIST，腫瘤的惡性度會比較低。此外，GIST 的影響範圍，並不限

定於腸道而已，也可能會遍及食道、胃、小腸、大腸及直腸，而隨著 GIST 在消化道的不同部位發生，患者也會出現不同症狀。

針對胃腸道基質腫瘤，使用化學治療的效果並不佳，手術切除和標靶藥物則是目前主要療法。

二〇〇一年之前，手術切除是胃腸道基質腫瘤最有效的治療方式，病人治癒的唯一希望，但仍有五成左右的癌友無法完全切除腫瘤，因此存活率僅有十到二十三個月。

不過，隨著標靶藥物基利克的出現，使胃腸道基質腫瘤晚期的病患，大大提升存活率至六十個月，且大幅減少手術後腫瘤復發的機率，目前也有更多標靶藥物，可以用來治療胃腸基質腫瘤，例如紓癌特（Sutent）及癌瑞格（Stivarga）。

◆**基利克**（**Glivec**）**：**治療腸胃道基質腫瘤的第一線標靶藥物，當手術無法切除，或是轉移的惡性腸胃道基質腫瘤的病人可使用健保給付。

◆**紓癌特**（**Sutent**）**：**治療腸胃道基質腫瘤的第二線標靶藥物，當使用第一線藥物，症狀仍然惡化，或是無法耐受第一線藥物副作用的病人可使用健保給付。

◆**癌瑞格**（**Stivarga**）**：**治療腸胃道基質腫瘤的第三線標靶藥物，使用於曾接受前兩線藥物後的局部晚期、手術無法切除，或是轉移性腸胃道基質腫瘤的患者。

高齡大腸癌整合醫療，不要放棄治療！

現今十大癌症裡面，罹患大腸癌的人數位居第一，這八到九年的時間，它的診斷總人數都是排名第一，代表罹患的人數很多，其中大約有四成是七十歲以上的病患。

由此可知，大腸癌患者有很大的比例是高齡族群，加上高齡族群的警覺性可能沒那麼高，所以當高齡族群被診斷出有大腸癌，都是已經比較嚴重階段了，可能第三期或是轉移出去的第四期。

高齡族群本身除了年紀大，又伴隨著糖尿病、高血壓等慢性疾病，一旦遠端轉移就是比較嚴重狀態，或是加上高齡、合併症等，也許就不建議病患動手術，同時，也要考慮病患是否可以承受化療療程。

畢竟高齡族群可能沒辦法承受那麼劇烈的治療方式，也因此影響許多病人或家屬選擇做腫瘤積極治療的意願跟適當性。

其實，年紀大的病人還是有一些可能的治療方式，例如大腸直腸癌第四期病患，可以使用標靶治療，加上口服化療，即使沒有做注射式的標準劑量化療，還是可以進行腫瘤治療。

大腸癌的標靶藥物，包含抑制血管增生的標靶藥物類，或是做基因檢測查看k-RAS或N-RAS基因有沒有突變，如果沒有突變，亦可選擇上皮生長因子受體（EGFR）抑制劑的標靶藥物類。若是選擇抑制血管增生的標靶藥物，就可以不用考量基因突變的部分，病人一開始就可以選擇癌思停（Avastin），就不需管基因突變，目前健保有給付。

很多年紀大的病人常常在做標準醫療（標靶治療加上施打化療），可能因為年紀關係或體力而無法負荷，如果這種方式不可行，就要再次思考，是不是有其他可行的方式？因為有些病人就醫時，害怕標靶藥物加化療藥物注射的治療，擔心體力會不堪負荷，於是直接放棄積極治療，而選擇安寧照護。

其實還是有「中間選項」，即標靶藥物加口服的化療藥物，如友復（UFUR）。我想表達的是，高齡病患並不需要放棄治療，因為治療方式不是「全有」或「全無」的選擇，還是有「中間選項」可讓高齡大腸直腸癌病患做選擇。

曾有大腸直腸癌病患問我：「骨髓移植會有效果嗎？」依據之前研究結果證實，

骨髓移植針對實體癌（如乳癌）的效果不好，目前還是針對血液的腫瘤，如血癌、淋巴癌、多發性骨髓癌等，才有比較顯著的治療效果。

骨髓或周邊血幹細胞移植的治療方式，已是相當成熟的治療方式，也有許多相關研究跟資料，這裡會特別提出來談，主要是想傳達本書宗旨——希望治療，即使是如急性血癌這類很嚴重的癌症，病人還是有機會可以痊癒，通過骨髓或周邊血幹細胞移植，仍是有機會痊癒。因此，病人與家屬還是要抱持一個希望，不要輕易放棄治療。

02

癌症患者的生機——免疫藥物治療

針對癌症的治療有很多種，而免疫藥物治療雖然是近幾年的治療方式，但在癌症治療上占據了極其重要的角色。

免疫藥物治療從一開始的黑色素癌，現在亦可以使用在各個癌別上，像頭頸癌、肺癌、膀胱癌、腎細胞癌、淋巴癌、肝癌、乳癌等，未來也可能在食道癌、胃癌，幾乎所有的癌別都可能有機會使用。

阿憲是一名六十歲的口腔癌患者，初診斷時是癌症非遠端轉移第四期，腫瘤比較大。因此，我建議他先接受誘導式的術前化療，希望讓腫瘤先縮小一點，再來進行開刀。

於是，他打了三次的術前化療，即鉑金（cisplatin）加好復（Fluorouracil, 5-FU），當腫瘤消一點後，就進行手術切除腫瘤，術後進行電療加化療的標準治療。

遺憾的是，隔了大概三個多月後，影像檢查發現肺部多處結節，做了肺部切片，證實從口腔癌復發，已轉移到肺部……。

免疫系統當機，借藥物之手恢復

針對癌症的治療有很多種，包括手術切除、放射線治療、化學治療、標靶藥物治療，以上這些治療方法在癌症歷史上發展已久，而免疫藥物治療雖然是近幾年的治療方式，但在癌症治療上占據了極其重要的角色。

我們的身體裡面有很多細胞在運作，包括免疫系統、T 細胞和自然殺手細胞，這些細胞可以偵測並且殺死異常表現的細胞。那麼，為什麼我們還是會產生癌症呢？這是因為癌細胞會分泌激素，用來干擾免疫系統對癌細胞的偵測，讓免疫系統誤以為是正常細胞而放行，讓其順利在體內到處流竄。

而免疫藥物治療，就是藉由藥物讓患者的免疫系統恢復正常，不再被癌細胞迷惑，透過自身免疫系統去攻擊癌細胞。

順著血管，腫瘤流竄全身

腫瘤通常會藉由宿主本身的營養，順著血管增生到別的器官，或是到體內的某一處築巢。

例如，原本長在肺癌的腫瘤，為什麼會轉移到肝臟？就是因為吸收宿主的營養和利用血管，而且有血管流經的器官就會增生得較快，假如血流不供應營養給予腫瘤，那麼腫瘤就會自己壞死了。

肝臟是身體內血液都會經過的部位，它也是營養最豐富的器官，這就是為什麼很多腫瘤都會轉移至肝臟，正因血流豐富，即營養豐富。此外，腫瘤也經常轉移至肺部，因為此處氧氣最為充足。除了肺臟和肝臟是腫瘤最喜歡去的地方，骨頭的轉移，也極為常見。

與之相反，病人通常會說：「我的膝蓋不舒服！」、「踝關節不舒服！」因而懷疑是不是癌細胞轉移了。其實，腫瘤並不喜歡去肢體末梢的位置，因為這些部位的營養比較少，所以較不會轉移至膝蓋或周邊組織，癌細胞還是喜歡「軸中心」部分，像是脊椎、肋骨等，這些血液多、氧氣多、營養充足的地方。

腫瘤會利用宿主的血管在體內增生，所以標靶藥物是抑制腫瘤血管增生，讓血流沒有辦法供應到流經腫瘤的血管，讓腫瘤自己死掉，或是不讓它亂跑。

總而言之，腫瘤也是需要養分，才能夠長大，所以一般腫瘤藉由血液系統、淋巴系統轉移，透過血液攝取營養而長大，而且一旦跑出去，便會順著血液跑到肝臟築成愛巢。如此一來，也就代表宿主身上的任何血液內，應該可能都有腫瘤的存在，透過這個簡易解釋「腫瘤轉移」的含義，病人有時候比較容易瞭解。

Hope Heals 臨床案例

乳癌最惡殺手，免疫藥物治療的醫療奇蹟

雅芳是一位六十歲的停經女性，被確診為三陰性乳癌。三陰性乳癌與一般乳癌的症狀一樣，但比較特別的是，三陰性乳癌的基因突變通常也比一般乳癌還快，無法使用荷爾蒙治療、Her-2(+)等標靶藥物。

過去大多是以化學藥物治療為主，不過現在有了免疫藥物治療，因此我們也建議雅芳的家屬，讓她做免疫藥物治療，也許會有不錯效果。

合併免疫藥物加化療，病患從昏迷中清醒

雅芳一開始是侵犯性乳管癌，三陰型（ER(-), PR(-), Her-2(-)），左側乳癌二期B，在二〇一七年十一月的時候，接受乳房保留手術以及淋巴結切除術，標準治療之後要做輔助性化療，即小紅莓（A, doxorubicin）搭配癌德星（C, cyclophosphamide），術後做完四次的AC，再準備做四次紫杉醇（T, docetaxel）。

Hope Heals 臨床案例

當時預做第三次的T時候，覺得呼吸發喘、有發燒發冷現象，後來嚴重感染並診斷為雙側肺炎，併發急性呼吸衰竭。因為白血球低下，容易感染造成雙側肺炎及急性呼吸衰竭，而接受插管治療及呼吸機支持，後來意識亦比較不清楚，檢查發現三陰型乳癌已經多處腦轉移，散布在體內各處，腫瘤也有一些出血現象。

雅芳左側肢體無力，應該是腦部壓迫到右側，造成左側肢體就像中風一樣無力，所以在加護病房內插管，昏迷指數三分到四分，呈現叫不醒的狀態。

因此，我們馬上跟家屬進行家庭會議，告知家屬有關病人目前的腫瘤狀況。因為多處腦轉移，病人的意識也不清楚，在與家人討論之後，最後採用抑制PD-1的免疫藥物——吉舒達（Pembrolizumab），再加上針對乳癌腦轉移常用的化療藥物——鉑金（Cisplatin）加癌妥滅（Etoposide, VP-16）。

我們是二〇一八年六月開始使用免疫藥物加上化療，打了兩次之後，經過一至兩個月的時間，病人意識慢慢有改善，漸漸變得清楚，後來也拔管了，更後來的影像追蹤檢查，腦轉移的腫瘤都全消了。到了二〇二二年三月，已經三年多了，目前仍以每兩個月打一次免疫藥物，進行維持治療。

從插管到腫瘤全消，免疫藥物治療功不可沒

與傳統的治療相比，免疫藥物治療的副作用較輕微，但還是需要注意，常見的癌症免疫藥物治療副作用，包括內分泌指數異常、頭痛、皮膚反應、血壓變化、噁心、疼痛、疲勞等，而雅芳的副作用則是有些輕微腹瀉的症狀。

經回溯性臨床研究發現，治療若有副作用，表示病患對治療有反應，效果也都會很不錯。

目前檢查病人身上的腫瘤都全消了，她自己也可以拿助行器慢慢活動，從當時的完全昏迷不醒，左側癱瘓的狀態，到現在腫瘤全消、意識清楚，已經可以藉由外傭輔助下，慢慢恢復生活自理。

這個案例剛好是三陰性乳癌，加上腫瘤進展很快，所以這個免疫藥

Hope Heals 臨床案例

物治療也是一個選項，加上當時二〇一八年基因檢測還沒有那麼普遍，所以這位病人真的很幸運，算是滿成功的案例，就當事人或家屬來看，從插管、意識不清，到如今腫瘤是全消，生活慢慢可以自理，可算是醫療奇蹟。

其實，在二〇一八年的時候，免疫藥物治療的做法還不是很普遍，直到近兩、三年才慢慢普及。雖然當時都有相關的免疫藥物了，但還不普遍，甚至在更早以前，遇到有相同狀況的病人，都已在加護病房了，生命期可能就屈指可數，但是接受了這樣子的治療方式，找到新的奇蹟，因此有機會可以痊癒。

這也是我們一直倡導的「希望治療」，即便到了癌症晚期，都要抱持一線希望，因為等待醫學科技的持續發展，一定會有更好的治療方式。

VEGF融合蛋白，助攻免疫治療

抗VEGF藥物可以抑制血管增生的標靶藥物，但自己不能當「主菜」，還是需要搭配其他一些藥物，進行合併治療，加上一般實體腫瘤長的方式都大同小異，所以不需要檢測病人有沒有基因突變，就可以使用抗VEGF標靶藥物。雖然這種藥物通用於多種癌別的病患，但它不能單一使用。

依據現有的研究發現，VEGF亦存在於免疫循環中，所以抗VEGF標靶藥物加入於免疫藥物中，可以加強免疫藥物的效果，因此才把抗VEGF標靶藥物列在免疫治療藥物行列中。

近年來，免疫藥物治療是癌症治療的新曙光，屬於一個重大發現，一開始是使用在黑色素癌治療上，當病人轉移復發後，其實很少可以活超過三到六個月。

該黑色素癌病人在接受這個臨床試驗後，使用免疫藥物治療之後，腫瘤竟然全部消除了，大家這才發現免疫藥物治療竟然這麼有效，也讓本來被宣判不到半年生命期的病人拉長存活時間，直至現在已經超過七、八年了。

因此，大家對於免疫藥物開始充滿治療的希望與期待，所以免疫藥物治療從一開始的黑色素癌，現在亦可以使用在各個癌別上，像是頭頸癌、肺癌、膀胱癌、腎細胞癌、淋巴癌、肝癌、乳癌等，未來也可能在食道癌、胃癌等，幾乎所有的癌別都可能有機會使用上免疫藥物治療。

如今，免疫藥物治療已是癌症治療上，一個非常重要的角色。

當病人已經處在癌症復發轉移，無法接受手術切除的情況之下，免疫藥物治療其實能夠帶給病人一線曙光，讓他有一絲絲機會走向痊癒之路。普遍來說，若是單用免疫藥物，有效率約兩成多。有時候我們還會看腫瘤本身或周邊免疫細胞 PD-L1 的表現，根據目前的研究發現，若 PD-L1 高表現，反應率可能會高一點、效果會好一點，或是腫瘤本身的基因突變量比較多的話，突變量越多，則越有效果，這也是目前發現的已知成果。

一旦想要尋求治療的高反應率，如今也可以加上其他的合併治療，例如加上抑制血管增生的標靶藥物，或是加上化療亦可。基本上，免疫藥物在之前研究都是單用，但是也可以搭配其他的治療方式，例如電療、標靶藥物等等，也許都可以讓整體治療效果有所提升。

Hope Heals 臨床案例

免疫藥物治療，肺腺癌晚期也能看見希望

這位個案是六十二歲男性，在右上肺葉有腫瘤的肺腺癌，T4N2M1c，第四期B，第四期表示有遠端轉移。

病人一開始是透過健康檢查，發現肺部X光片有一顆大腫瘤，所以到腫瘤科門診再做進一步檢查，電腦斷層發現有一顆腫瘤，大小約在六．七公分，在右上肺葉的地方，合併有肋膜（腔）的侵犯，症狀則是一直咳嗽、右側感到胸悶。

病人除了現有的標準治療，就是化療處方的組合：鉑金（Cisplatin）加上愛寧達（Pemetrexed），除此之外，更進一步思考有沒有什麼比較新的治療方式，有機會讓反應更好、治療更好呢？

一般來說，可能評估加上抑制血管增生的藥物，像是癌思停（Avastin）等，一種可以考量使用的合併藥物。因此，當家屬詢問有沒有更新的藥物可以使用，經與家屬及病患討論後，我們便加入免疫藥物，

Hope Heals 臨床案例

使用抑制 PD-L1 的癌自禦（Atezolizumab）。

這個免疫藥物是三週施打一次，進行一階段治療後，影像檢查發現前三個月就有部分改善，於是繼續使用。到了第六個月檢查評估，病人的腫瘤就全消了，影像整個都沒有顯影。從開始進行療程是二〇一八年八月，直到二〇二二年三月還是持續使用愛寧達的化療藥物，再加免疫藥物癌自禦，作為維持性的藥物治療，兩者副作用都比較小。

免疫藥物治療就是在現有的標準治療之下，再加上免疫藥物，有些人的治療反應良好。之前可能只停在化療的層次，也許沒有痊癒的機會，但是目前在這種治療架構下，就有機會讓病患走向痊癒的道路及希望。

免疫藥物效率慢，合併其他治療效果翻倍

阿憲為頭頸癌轉移復發後的病患，持續給予第一線化療，做完一階段後，再檢查影像，腫瘤還是持續惡化。台灣健保針對於轉移復發之頭頸癌病人，若腫瘤本身PD-L1（28-8染劑）表現只要大於百分之十以上的話，健保就可以給付。

經過檢查後，得知阿憲的腫瘤表現是百分之十五，於是我們幫他申請抑制PD-1的免疫藥物——保疾伏（Nivolumab），從二〇一九年十月開始，每兩週施打一次，治療完一階段後，通過影像檢查發現腫瘤有部分改善。因為治療呈現出效果，經評估只要治療有效，都可以再申請健保補助，阿憲也得以再進行一階段的療程。

最後，在二〇二〇年十二月檢查時，有了令所有人都為之振奮的消息——肺轉移的腫瘤全消，至今只要定期追蹤即可。

我在《戰勝頭頸癌：專業醫師的全方位預防、治療與養護解方》（博思智庫出版，二〇一九年）曾說過，如果頭頸癌遠端轉移出去，原則上存活期平均是一〇．六個月，但阿憲在第二線使用免疫藥物治療之後，從二〇一九年十月到現今，已經兩年多了。也就是說，自他復發後，已經存活兩年以上，而且是沒有腫瘤的狀態之下，比一般所謂頭頸癌遠端轉移的存活期還要長，目前就只需要定期追蹤。這樣的

良好成效，有賴於免疫藥物治療的效果。

如果單用免疫藥物，在各個癌別上平均大概是百分之二十多的效率，依目前治療趨勢而言，主要用在原來標準治療上，合併免疫藥物治療，可以提升治療效率與效果；再者，目前健保給付免疫藥物幾乎都是單用為主，醫師不能給病人再使用其他藥物，像阿憲這種轉移性頭頸癌的案例，雖然只在第二線治療單用，但效果就非常好。

如同前面分享的兩個臨床案例，在既有的化療上，再加諸免疫藥物，不是只靠免疫藥物而已，因為免疫藥物的反應比較慢，病人有時候會質疑花這麼多錢，要打幾次才有效果？根據臨床統計，一般可能都要三、四個月以後，才會看到實際效果，效率展現得比較慢。因此，如果病人腫瘤長得很快，免疫藥物反應太慢時，可能就會產生效果差。

所以，化療或其他治療合併治療，它們的快速反應，有時候至少可以幫助病人撐過治療前期，讓免疫藥物治療在後期得以銜接上來。

生物標記，讓免疫治療成功率提高

雖然如今尚未找到非常好的生物標記，用來識別免疫藥物對於那些病人有效，不過一旦在病人身上具有效果，就有機會延長病人的存活率（overall survival），就像臨床案例中的阿憲一樣。不過，若是其他百分之八十的病患對免疫藥物無效，癌症狀況可能就會兵敗如山倒。

目前醫學界也正在持續努力，透過各種基因檢測的方式，尋找有效的生物標記，協助預測療效，以便提高免疫藥物治療的成功率。

目前主要的生物標記有：

一、PD-L1 表現量

為目前免疫藥物治療常用的評估指標，將腫瘤組織切片染色之後，分析 PD-L1 的表現量。

PD-L1 表現量比較高的病人，在很多癌症的免疫藥物治療上似乎效果較好，因此二〇一九年四月一日，健保通過在頭頸癌復發或轉移，且已對使用鉑金類化療無效後，腫瘤部分高表現 PD-L1 的病患，可以申請抑制 PD-1 的免疫藥物。

但在臨床上也有發現，例如肺癌 PD-L1 表現量高的病患，免疫治療的表現就很好，然而，腎細胞癌的患者腫瘤表現 PD-L1 有高有低，免疫治療的結果卻相同，沒有很大的差異，因此目前仍無法完全確定 PD-L1 表現量高的病患療效最好。

另外，有些癌別的 PD-L1 表現是○，幾乎是完全沒表現，但在免疫藥物治療上也是有效，所以目前 PD-L1 表現不是最好的生物標記，也不是唯一的生物標記。

現在像肺腺癌的話，如果 PD-L1 高表現到百分之五十以上，單用免疫藥物的效果，就可以跟加化療一樣強。因此，PD-L1 表現在某些癌別的治療決策，是很重要的依據。此外，有些病患 PD-L1 表現沒那麼高，我們也可以人工的方式，讓腫瘤周邊的環境改變，使免疫細胞增強增多，加強治療效果，也許是化療或其他的治療方式。

當然有時候很難釐清，到底何者藥物發揮最好、治療效果最強？原則上，我們不要失去原來癌症的標準治療，而是把免疫藥物治療加上去，如此病人既保有原來的治療方式，再加上免疫藥物治療，如果他是對免疫藥物治療有效的族群，就有機會尋求痊癒的希望。

二、**腫瘤突變量**

針對腫瘤的 DNA 做定序，進而分析突變的程度。當腫瘤的突變量越厲害，免疫藥物的治療效果也會比較好，關於肺癌的研究發現，可證實這項成果。

因此，腫瘤 PD-L1 表現量加上腫瘤的突變量，是否為好的生物標記，仍然需要更多的臨床試驗，來加以證實。

三、**微衛星不穩定性（Microsatellite Instability, MSI）**

用以分析腫瘤基因中，重複片段的出現比例。當微小衛星體的重複片段越多，就容易出現排序異常的情況，其中的不穩定性度越高，也會更加容易產生腫瘤抗原，T細胞就容易辨識出癌細胞，藉此提高免疫藥物治療成效。

MSI已被列入大腸癌的治療指引中，MSI可以協助評估是否適合免疫藥物以及其他治療。根據 Keynote 177 研究證實，若 MSI-H 的轉移性大腸直腸癌使用吉舒達（Pembrolizumab）治療優於現有標準化療及標靶藥物。

根據【圖1-1】的治療存活趨勢圖來看，化療是從「有效」慢慢趨向於「無效」，最終走向死亡；標靶治療也是有點雷同，從治療「有效」，再慢慢趨向於「無效」。但免疫藥物的話，就是反應比較慢，一旦有效，它就會撐住，所以大約一到兩成的病人有機會痊癒，這就是免疫藥物治療帶給病患的希望。

目前現有免疫藥物的臨床試驗研究，研究設計是施打兩年免疫藥物，有些人為

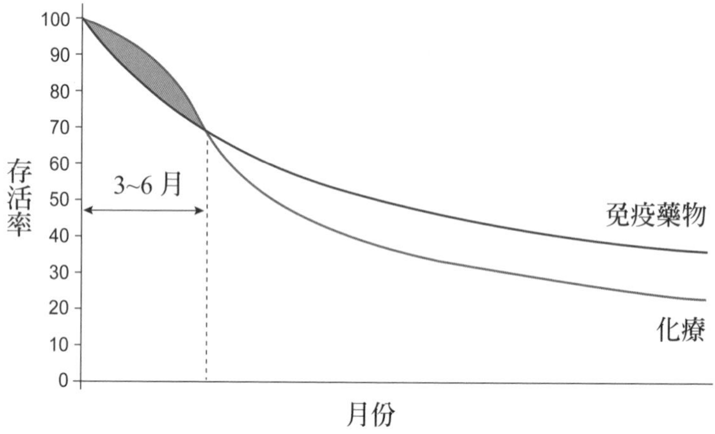

圖 1-1 治療存活趨勢圖

什麼打了很多年沒有停，是因為他們認為：「我打得好好的，我就繼續打下去，沒關係！」

在有期望的結果之前，我們並不知道，病患會不會是「幸運的一兩成」，但是我們要給他們機會，也請病人與家屬不要放棄這份期望，一起共創治療奇蹟。

每一種癌症的特性不同，治療方式也不一樣，即便免疫藥物治療看似有著強大的潛力，但並不是每一種癌別、每個病人都適用。因個人體質關係，有些病患適合化療、標靶藥物，有些則適合免疫藥物治療，所以在做每一個治療決定之前，需先跟主治醫師多溝通，才能找出最適合的個人化精準療法。

希望治療
治療希望

免疫細胞治療，用自己的細胞對抗癌症

關於免疫細胞治療目前的適應症，當時開放快速通關的基準，是在現有標準治療無效後的一個治療選擇。

免疫細胞治療目前有幾個做法，收取病人的T細胞以及腫瘤組織，讓兩者一起生長，讓它長出新細胞，之後再把它打回病人身體內，以便讓它認得這個腫瘤的特性。因為T細胞跟腫瘤細胞一起培養，假使它可以繼續長下來的話，代表這個T細胞就會認得這個腫瘤的抗原，所以打回宿主身體之後，只要體內具有這種抗原的話，就可以去攻擊癌細胞了，這便是免疫細胞治療最簡單的含義。

常常有人會將「免疫藥物治療」跟「免疫細胞治療」搞混，但兩者並不相同。免疫細胞治療還在發展階段，成效如何有待觀察，目前的確在現有一些血液癌上面，免疫細胞治療好像效果會好一些，但是在比較實體癌的話，可能有待更多臨床試驗的研究發展。

03

癌症會遺傳？——
遺傳性癌症基因

基因檢測也可以用於預防功能——預防遺傳性癌症，在精準醫療上，大多是在有發生癌症或是有疑似癌症症狀時，才會做癌症基因檢測。

但我仍希望可以提倡，在遺傳性癌症發生前，可以做到提前檢測、提早預防。

「癌症真的會遺傳嗎？」前幾年，朋友看見安潔莉娜．裘莉（Angelina Jolie）切除乳房的新聞，感到好奇。

根據研究調查，有些癌症確實有家族遺傳現象，但不代表癌症跟遺傳就會畫上等號。我們都知道，癌症形成主要是因為基因突變，而導致基因突變的原因有很多，包括：生活習慣不良、壓力、經常接觸致癌物等，還有另一個就是從父母身上遺傳的基因。

遺傳性癌症在所有癌症當中，其實占比不大，卻不可忽視。根據統計，癌症病人中約百分之十至十五為遺傳性癌症，因此若查看家族病史，發現上一代、上上一代都有家人罹患癌症，就需要提高警覺，提前預防。

基因檢測，預防遺傳性癌症

基因檢測也可以用於預防功能——預防遺傳性癌症，在精準醫療上，大多是在有發生癌症或是有疑似癌症症狀時，才會做癌症基因檢測，但我仍希望可以提倡，在遺傳性癌症發生前，可以做到提前檢測、提早預防。例如，前面所說的 BRCA1、BRCA2，一旦檢測體內帶有這種基因的話，就會提升未來產生癌症的機率。

家族中帶有遺傳病史的人，就可以考量做預防性癌症檢測，因為他們屬於高風險族群，所以可能要更密切的追蹤。一旦有所變化，就可以馬上做相對應的治療。

不過，這也不一定要立即做出預防性動作，像是知名女星安潔莉娜．裘莉，她是比較謹慎且前瞻性的做法，當檢測出體內有BRCA1、BRCA2基因時，就直接決定切除乳房，而不是等到確診乳癌後，再被動治療。

其實這樣的決定，並沒有什麼對與錯，有時候等到發現癌細胞時，可能已經轉移到其他器官，於是她便毅然決然地先切除乳房，這也是一種一勞永逸的做法。但是她的案子比較常放在「醫學倫理」做討論，就是有沒有必要「過度醫療」？或者是「預防醫療」的界線要放到哪裡？

BRCA基因突變，罹患乳癌機率大

如果人體測到BRCA基因，就是BRCA1、BRCA2有突變的話，身體產生乳癌的比例可以達到百分之五十四至百分之八十五，這算是很高的機率。

BRCA基因突變，發生在乳癌的病人比較多，尤其是最惡性的三陰型乳癌，之前主要治療方式以化療為主。目前的治療選擇，如果是跳脫傳統三陰型乳癌框架，我們會幫病患檢測有沒有BRCA基因突變的問題，因為現在已有相對應的標靶藥物，可以對症下藥。

不過，其實也不是只有在乳癌，體內帶有BRCA1、BRCA2的基因，例如卵巢癌、攝護腺癌、胰臟癌及其他癌別等，都有可能產生BRCA基因突變。另外，像HER-2也不是只有在乳癌，也可能發生在胃癌、唾液腺癌等，已經跳脫癌別的觀念，這種基因突變可能會產生在很多種癌症上。

所以，目前評估治療方式，不只聚焦在某一類的癌症上面，也不限於病理組織染色的層次上，而是進展到癌症基因的層次了。

家族性大腸瘜肉症，九成會發生癌變

一般說來，常見的遺傳性癌症，除了乳癌之外，還有家族性大腸瘜肉症，此類病患遺傳突變的APC基因，在成長過程中，如果另一個對偶APC基因也發生突變，就會產生腫瘤，家族性大腸瘜肉症屬於體染色體顯性遺傳疾病，患者的子女會有一半機率遺傳到此症。

根據國外研究報告統計，病患的大腸直腸中，產生數百至數千個以上的腺瘤性瘜肉，通常這種瘜肉會從大約十五歲後開始出現，直到三十五歲前就會全部表現出來，而且高達百分之九十以上的患者，在四十五歲前就會轉變成大腸癌，不可不慎。

家族性大腸瘜肉症造成的大腸癌，大約佔所有大腸直腸癌的百分之一。幾乎所有家族性大腸瘜肉症的病患，大部分都會發生癌變，而大部分大腸瘜肉沒有表現出任何症狀，經常為人們所忽略。因此，假使是具有高遺傳性的家族成員，建議在青春期之後，每年定期至醫療院所進行大腸鏡檢查，才能及早發現，及早治療。

如果這個癌症有很多種有效的治療方式，一般不會馬上去做癌症基因檢測，因為需要自費高達十萬元以上。一般情況都是在有效藥物都用上了，卻沒有任何顯著效果，當下已沒有什麼適合的藥可選擇時，就會建議患者再去進行基因檢測。

當然，有些癌症的治療效果並不理想，在沒有其他更好的藥物可供使用時，醫師可能就會建議這個方法，像是惡性肉瘤或黑色素癌，屬於比較惡性的癌症，採用一般標準的傳統治療方式，治療效果相對不佳，預後也較差。

癌症基因檢測也許可以檢查出某種基因突變，可能對治療會有成效，能更加對應到原本的癌症問題上，亦即「精準」到達某一個基因突變的癌症。

因此，進行癌症基因檢測的方式，其實都是在幫忙尋找治療藥物的新曙光。

希望治療
治療希望

基因檢測的類別

一般聽到「基因檢測」就會以為只有親子鑑定、身分識別、追朔祖籍的功能，但其實除了這些與生活相關之外，基因檢測還能夠幫助我們瞭解疾病風險。以下，統整常見的基因檢測：

◆**孕婦產前基因檢測**：在寶寶出生之前，先對寶寶的基因進行檢測，判斷孩子罹患遺傳或是重大疾病的機率，如唐氏症、狄喬治症、威廉斯症候群等嬰兒潛在疾病，瞭解遺傳風險，作為家庭生育規劃的評估。

◆**癌症基因檢測**：找出突變的基因，針對性提供治療方案，也可以提前檢測得知家族遺傳相關資訊，藉此推斷罹癌可能性，可讓家族成員提早防範。

◆**預防疾病風險基因檢測**：透過基因檢測，瞭解自身罹患疾病風險，以及是否為高風險人群，再針對風險較高的項目，做出精準預防。

04

精準醫療，癌症照護大數據

利用基因檢測來偵測病人的腫瘤組織，或是身體體液、血液裡的細胞，有沒有發生基因上的突變。若是發現了突變的細胞，就可以針對癌友個人來選擇適合的治療方式，再對症下藥。

二〇一五年，美國前總統歐巴馬（Barack Obama）啟動精準醫療計劃（Precision Medicine Initiative），透過基因組測序的整合，更加準確「定位」疾病，進而精準用藥，於臨床應用上找到最符合個人的治療策略。

偵測基因突變，對症下藥

以往，癌症常規治療通常以同一套方式，符合多數癌症病人，然而每個人的體質不一樣，即便是同一種癌症，不同病人適合的療法也不盡相同。

拜醫療科技的進步，現在擁有更精準、更個人化的治療方式不斷出現，而「精準醫療」已經成為近年來最熱門的話題。從最初將癌細胞通殺的化學治療，進展到針對某些癌細胞的標靶藥物，以及前幾年熱門的免疫療法等，這些年來醫療方法的演變，追求的就是為病人找出最適合的療法，期許我們能夠更加準確「定位」疾病，進而精準用藥。

「精準醫療」到底是什麼？其實是利用基因檢測來偵測病人的腫瘤組織，或是身體體液、血液裡的細胞，有沒有發生基因突變。若是發現突變的細胞，就可以針對癌友個人來選擇適合的治療方式，再對症下藥。

舉例來講，同樣是大腸癌，但是每個人本身大腸癌基因突變可能不一樣，以前的診斷方式都是靠著病理組織切片的染色，進而讓我們得知是大腸腺癌。不過即使同樣是大腸癌的兩位病人，但本身個體上的基因突變都會有差異，所以用基因檢測的方式，進而偵測哪些細胞發生了突變，以及選擇可以進行哪一種治療方式。

假設病人有一個 A 基因發生突變，目前有針對 A 基因突變的標靶藥物，我們就可以直接應用在一開始的治療上，病人就不需要經歷化學治療、放射線治療等，多繞一圈才能找到適合的治療方式，這就是所謂的「精準治療」或是「精準藥物治療」，不僅快、狠、準，還具有良好效果。

當然，每一項治療方式都不是絕對，醫師也不敢輕言：「一定會好！」

精準治療的效率，也不是絕對，精準治療的檢測，也會發生幾個可能的結果：第一種是檢測出來後，發現沒有基因突變；第二種是檢測出來有 A 基因，但是目前沒有標靶藥物對它有效；第三種是 A 基因有了突變，也用了對應 A 基因的標靶藥物，但效果不如預期中的好，可能是因為身上或是腫瘤上，帶有 A 基因突變，但是它不是主要讓腫瘤生長的突變基因，藥物才無法發揮效果。

精準治療檢測會有上述幾種可能性，讓治療效果無效，因為沒有一項治療方式可以跟病患保證有效，還是需要依靠醫療團隊與病人之間的配合，找出最適當的方式，一起將癌細胞消滅，贏回健康的身體。

精準醫療，幫病人找到適合的藥

有些標靶藥物會跳脫癌別，例如本來可能用在肺癌，或是其他癌症的藥物，因為某個基因發生突變，所以拿來使用。

舉個例子來說，有一名乳癌患者體內有 HER-2 陽性的基因，原則上 HER-2 陽性相對應的標靶藥物是賀癌平，但如今在胃癌患者身上也發現 HER-2 的突變，因此乳癌的標靶藥物賀癌平就可以拿來治療胃癌，這就是所謂的「藥物脫離癌別」。

假使想要精確得知癌症患者，哪一部分的基因發生突變，就得依靠基因檢測來幫忙了！找出自身的基因有沒有變異，如果已經有基因發生變異，就可以進一步查看，現在有沒有相對應的標靶藥物。不過，目前健保沒有給付，檢測一次就要自費十萬元以上。

目前這種癌症基因檢測，已有很多生技公司與醫學中心合作，若經過檢測後，發現帶有某些基因突變，原則上檢測公司也會盡量搜尋全球現有的醫學資料，包含已被明確證實的臨床試驗，或是進行中的臨床試驗（包括一期、二期、三期），只要看到有相關的醫療方法，就會直接附上報告，讓資料庫可以進行對應跟媒合，就可以提供醫療人員及病患，做出適合的標靶藥物選擇。

假設檢測出來 HER-2 有突變的胃癌病患，這個賀癌平可能就對其具有效果。有一些癌症病友，在原來的癌種治療上，已經從一線用藥到三線用藥的療程，結果效果都不理想，甚至產生抗藥性，或是癌細胞轉移復發了，如今有了這種找出相對應的治療方式，可以讓這些癌友再次窺見一線生機，重拾希望。

目前，精準醫療是癌症治療上的新方法，也許透過癌症基因檢測，給予沒有理想藥物治療選擇的現況上，提供另外一種醫療選項，甚至幫忙找到適合病人的標靶藥物，讓他們找回抗癌力量，往痊癒路上邁進。

Hope Heals 臨床案例

偵測突變基因，找到標靶藥物對症下藥

「醫生，我最近又開始覺得氣喘了，每天都好不舒服！」阿璃是一名五十歲的唾液腺癌病患，這是屬於頭頸部的癌症，當時診斷為第三期的術後，之後接受標準化療及電療。

兩年過後，她開始覺得氣喘、不舒服，看診之後發現有多處肺臟、肝臟轉移，算是轉移復發，復發通常就不會再去重新分期，只會區分是原位復發還是遠端復發。

病人一開始是接受標準的化療，即鉑金加 5-FU 的用藥，因為多處轉移到肺臟跟肝臟，再加上唾液腺癌轉移出去，預後本來也會比較不好，所以建議她在治療期間，同步進行癌症基因檢測。

一般做癌症基因檢測，通常需要數週的時間，檢驗後要三到四週才會知道答案。所以，才會建議一邊治療，一邊啟動癌症檢測基因。

後來檢測結果出來，發現 HER-2 呈現陽性，亦是腺癌的一種突變基

因，因此除了原來的標準化療之外，我們再加上HER-2的標靶藥物，把賀癌平加入治療處方中。不久，可以從肉眼清楚看見腫瘤消得很快，阿璃的臨床狀況也很快控制下來，這算是癌症基因檢測帶來的一個益處。

每當有醫師評估建議做基因檢測時，病人常常因為高昂的費用而卻步，原因在於他們不知道為什麼要做這項檢測，其實正是為了找出類似阿璃的案例。如果不做基因檢測，就會找不到哪一個基因發生突變；找不到基因突變的話，也就沒有精準的標靶藥物的機會，治療效果可能就一直沒有進展，一旦找到了精準的標靶藥物之後，就多了一個「有效治療」的希望。

治療遇瓶頸，癌症基因檢測新選擇

癌症基因檢測就好比在「找東西」，假使在這個樓層找不到，要不要到樓上去找，或是到樓下去找，或者在某個很隱密的地方找找看？

臨床上，通常建議進行癌症基因檢測，大部分都是病人治療上遇到瓶頸，沒有比較好的下一線治療選擇時，例如惡性肉瘤、黑色素癌等本

Hope Heals 臨床案例

身就是非常惡性的癌症，而且對於現有的治療效果不好。

一般而言，如果黑色素癌已經轉移出去，通常存活期都活不過六個月，很快就會面臨死亡，此時就非常需要進行癌症基因檢測，尋求是否還有更好的標靶藥物，提供有效的選擇。

在這種類似癌症第四期的階段，亟欲尋求其他治療方式，或是本來有好幾線的治療，過程中穩定又復發，到後面已經沒有下一線更好的藥物時，癌症基因檢測就扮演一個希望，期許能夠突破現有的治療架構，找出基因突變點，以及相對應的治療藥物，對症下藥，重拾健康。

Part

02

全人照護模式——醫療結合心理腫瘤

近年來，全人照護在國際上逐漸獲得廣泛應用，是一種「以病人為中心」的新型照護模式，除了解決病人身體上的痛苦之外，還對患者的心理、社會和靈性各方面，給予全面的關注與專業照護。全人照護模式，強調的是對患者的身體疾病治療、心理疾病適應，以及對其健康生活，乃至靈性照顧等，提供完整性的照顧需求。

文／陳佳宏
蔡惠芳

01
全人照護，美好的日常落實與期待

「你的態度，決定了你的高度！」面對生活中的不如意時，態度決定你的命運。

同樣地，在癌症治療方面，對治療方式瞭解得越多，就能更加積極地面對療程，為自己帶來力量，而力量本身就是希望。

「一開始得知罹癌的消息，就像是被丟進茫茫大海，找不到前進的方向……。」之前一位癌症病友這麼說，對於病情、治療及未來感到無限迷茫，當下也沒有關於癌症的知識，導致心中充滿了恐懼。

「面對親人的疾病和疼痛，我都不知道怎麼辦才好？」一位癌友的家屬說，面對照護與陪伴上的諸多難題，加上自己心理層面的壓力，有時候根本找不到紓解的管道。

全人照護模式，由外到內的全方面照顧

衛福部公布二〇二〇年國人十大死因，癌症已經蟬聯三十九年國人「十大死因」之首，而且癌症時鐘年年快轉，根據最新公告，平均每四分鐘三十一秒就有一人罹癌，對患者及其家庭造成極大的生理痛苦與心理負擔。

很多人在「成為病人」的那一刻起，心中便承受著巨大的心理、生活與經濟壓力，同樣地，如果家中有人罹癌，整個家庭也會陷入焦慮與不安。

此時，若是有人可以從一開始就協助病人和家屬，解決將會面臨的身心靈的各種問題，便會讓他們在治療過程中獲得足夠的支持，能夠安心與充滿信心地走在抗

癌的漫漫長路，而全人照護模式就可以做到這一點。

近年來，全人照護模式在國際上逐漸獲得廣泛應用，是一種「以病人為中心」的新型照護模式，除了解決病人身體上的痛苦之外，還要對患者的心理、社會和靈性方面，給予全面的關注與專業照護。

全人照護模式，強調的是對患者的身體疾病治療、心理疾病適應，以及對其健康生活，乃至靈性照顧等，所提供的完整性照顧。

健康是1，否則再多0都沒有用

有一句話是這麼說的：「健康是1，如果沒有健康，後面再多的0都沒有用。」臨床上，見過許多人因罹患重大疾病，需要經歷各種或是療程比較長的治療時，就會產生低落、悲觀的想法，認為自己的未來一片漆黑，接下來的人生沒有希望了。

突然得知自己罹病的事實，可能無法一下子就接受，也許我們可以給自己一點適應疾病的時間，在適應過程中，可以轉個念頭，不讓自己持續沉浸在悲觀的情緒之中。

曾經有一名病患自嘲地跟我說：「人啊，就是要得一點病，不然以後老朋友聚會都不知道能夠聊什麼。」這名病人一開始也無法接受罹患癌症的事實，面對治療相當消極，但在醫療團隊的心理照顧下，慢慢地轉換了想法，現在還可以用自嘲來鼓舞他人！

過去想要恢復健康，都會覺得只要找好醫師、吃藥就好了，但不僅止於此，還需要病人自己對健康的意念與努力。

我們應該怎麼看待「生病」這件事情？其實就跟怎麼看待「健康」是同樣的道理。

罹病之前，我們相當在乎身體的健康而採取行動，例如：不熬夜、避免抽菸喝酒、攝取均衡營養等，同樣地，當我們生病的時候，也應該改變平時的生活習慣，並且學習如何照顧自己的心理狀況，才能讓身心靈得到真正的療癒。

醫病共享決策，病患的選擇最關鍵

近年來推動的「醫病共享決策」，除了醫師的專業判斷及治療方向之外，醫師也會詢問病人對於治療的期待及意見：「你想要怎麼辦？想做出什麼決定？」

這麼多的治療方式，其實都有一個前提——選擇，病人的選擇，將影響整個治療的方式與結果。

病人的想法與需求是最關鍵性的要素，然而醫病之間卻很少拿出來討論，很多癌友與家屬都徘徊在「怎麼選擇有效的治療」上面。

我在這些年的行醫生涯中，也曾遇過患者因為年紀大了，聽說化療傷身，擔心無法負荷副作用，所以想也不想地選擇「放棄治療」。事實上，以現在的醫療技術，除了化學治療之外，還可以使用劑量不多、副作用也比較少的口服化療，或是與主治醫師討論其他的治療方式，不需要選擇放棄。

「你的態度，決定了你的高度！」面對生活中的不如意時，態度就能夠決定你的命運。同樣地，在癌症治療方面，對治療方式瞭解得越多，就能更加積極地面對療程，為自己帶來力量，而力量本身就是希望。

治療就像戰場，病人與家屬都要互相配合

本書不單單只談最新臨床現況的藥物治療，還加上「全人」概念，即身、心、社、靈等面向，因為恢復健康本身，不只是病人一個人的責任，同時需要旁邊的親友、家屬的共同幫忙。

當病患一個人想要往前走，若是家人不加以支持，反而在一旁反駁：「這個治療好像會有副作用、那個治療誰誰誰說不好……。」或是家人每天都對病人說：「你一定要拚下去！」但病人與家人沒有共識與期待時，就無法一起達到痊癒的目標。

我常常覺得，癌症治療本身就像是一群親朋好友跟著病人進入戰場，每個人都是病患支持系統的一部分。有些人站在「攻勢」，有些人則站在「守勢」，大家負責的位置都不一樣。所以全人照顧模式當中，雖然還是以病人為主軸，可是在心理跟社會方面，還是要加入病患親屬和社會支持的力量，才能做到整體性的支援。

舉例來說，很多治療方式需要自費，有些患者的經濟能力無法負擔，這時就需要評估社會支持和福利資源是否足夠，這些都是治療過程中要考量的面向。

02

健康是一種信念，傳遞癌症治療的希望

如果將抗癌比喻成「爬山」，第一步是找尋並決定前往的道路，第二步則是找到路之後的行動。

行動過程當中，難免會遇到阻礙，此時預先做好「行前準備」，包括可能會有哪些問題，當一切準備就緒之後，帶上面對未知的勇氣與力量，就可以出發了，期待最後一步步成功攻頂！

我們經常說：「為病患帶來新的治療希望。」意思就是我們與病患都已經做好準備，並且有共識——追尋新的治療結果而展現出行動力，大家都知道這項治療方式，可以為病人與其家屬帶來新的希望。

不過，面對醫療決策時，仍然有許多病友與家屬不免感到徬徨，或是家人之間不一致的意見而互相拉扯，導致衝突。大多數的癌友因為處在這種惶恐的情況下，看著因為自己而產生衝突的家人，無形中產生了心理壓力，開始自責：「都是我的關係，家裡的氣氛才會變成這樣……。」或是對自己的選擇產生懷疑：「我這樣做好嗎？會不會變得更不好？」陷入更深的焦慮。

重拾信心，不要先幫自己貼標籤

《冰原歷險記》裡面，有這樣的一幕畫面：「有一隻大象站在浮冰上，牠要往哪裡移動都不對，浮冰中間還有一個斷層，該怎麼跨過去？跨過去，會不會讓情況變得更糟？」對癌友而言，在得知罹癌的當下，就像站在浮冰上的大象一樣，對於面前的治療選擇題感到不安、猶豫不決，面臨「這個治療方案是最好的選擇嗎？」、「治療結果真的有醫師講得那麼好嗎？」的種種疑慮。

當然，好與不好是主觀的想法，有些人只要有百分之四十的成功率，就覺得充滿希望，有些人則要達到百分之八十，才想要放手一搏。因此，在雙方資訊對等的情況下，將決定權交由病患決定，以尊重每個人的需求性與個別性。

許多病患會問醫師：「我還有救嗎？」基本上，我們都會依據病人本身腫瘤的分期，來決定治療方式。如果是癌症早期，進行手術將腫瘤切除之後，再加強化療、電療等輔助治療，原則上就會痊癒，因為手術就已經把現有的腫瘤切除掉了。

如果癌細胞已經轉移到其他器官，雖然分期屬於晚期，但病人還是會有機會好起來。舉例來說，直腸癌如果轉移到肝臟、肺部的話，在目前標準治療是以標靶藥物加化療為主要第一線的治療，在適當治療之後，還是有機會把影像上看到的腫瘤全切除，如此仍然可以維持更長的存活期。因此，病人還是有機會可以好起來。

每個癌別都有相對應的標準治療方式，早期癌症在標準處置之後，後續追蹤即可，而晚期或遠端轉移，其治療方式除了化療與標靶藥物之外，還有近年的免疫藥物、基因檢測、精準治療，以及衛福部通過的免疫細胞療法。以現今醫療科技的進步，仍然有很多治療方式可選擇，因此，先不要幫自己打上「絕症」的標籤，可與醫療團隊討論適合自己的治療方式，重拾信心，找回生命的希望感。

癌症治療迷思

我可以吃中藥嗎？

目前也有中西醫合併的治療方式，在醫院裡面，中醫主要是輔助功能，不針對腫瘤用藥，主要是調理病患身體，改善體質為主。

坊間偏方，是否可以姑且一試？

「我聽說這個偏方很好，試一下啊！好的話就是賺到，不好的話也影響不了什麼啊！」相信這是許多患者或家屬，經常從熱情的親友口中，得到一些偏方。

既然是「偏」方，就不像臨床試驗有嚴謹的研究過程，可以獲得準確的數據，其效果還有待考證。

還有經常有家屬詢問是否可以幫病患補人參、靈芝等補品，這些補品不僅容易沒有補進病患身體，甚至還幫助腫瘤長得更快，建議若經濟可以負擔的話，買些營養品補充病患體力更為恰當。

回到老家山上，嘗試「讓身體自然好轉」的自然療法？

有些病友也會提到：「醫師跟我講說，我活不過半年，於是我在家裡過了半年、一年、兩年以上，狀況還是很穩定。」當然也有這種少數情況，遠離都市的空氣汙染，在山上呼吸新鮮空氣，讓身體變得穩定。

對少數人來說有效，但當樣本數提高到一百人或是一萬人時，有效機率就會大大降低，因此還是要尋求有醫學證實的臨床試驗，例如使用藥物治療可以達到百分之五十的有效率，但是這類的自然療法只有百分之一的有效率，那為什麼不選擇百分之五十有效率的藥物呢？簡言之，還是要有一個實證醫學去做基礎跟佐證。

當然這個狀況也告訴病人，如果生活作息規律、睡眠好、吃得好，免疫力可以有一定維持的話，也能對腫瘤產生不錯的控制，我想在免疫力上，應該也存在這樣的可能性。

「好起來」的定義？

不過，對我們來說，怎樣算是「好起來」？當然是跟剛診斷時的腫瘤及病況相比較，不管是在臨床上、體力上，或是數據上或腫瘤上有比較縮小，這些層面有所改善的話，其實都可以稱作「好起來」。

如果是指腫瘤要「完全好」的話，一般而言，早期手術切除完之後，照理說就完全好了，不過腫瘤還是有再復發的可能；若有些癌細胞已經轉移到別的器官，以目前的醫療來看，因為癌細胞是藉由血液、淋巴「轉移出去」，所以在肝臟或是肺部形成腫瘤，但體內可能還會有癌細胞在血液中到處循環。同樣地，遠端轉移的大腸直腸癌，透過藥物治療，就有機會可以把這個轉移地方縮得更小，再藉由手術將腫瘤切除，病患的狀況就可以穩定下來。

一般常講的「病好了沒？」有個比較廣義的說法：「癌症疾病五年內都沒有發生變化，有時候也被稱之為『痊癒』。」亦即有些癌症重大傷病，健保署會給予三到五年的觀察期，若沒有發生變化，就代表這個腫瘤疾病穩定，也叫「痊癒」。

其實，通常聽到家屬詢問：「有沒有好起來？」大概會聽到他們背後的需要，或是期待什麼樣的答案，也有可能是一種情緒狀態的展現，代表的是一種擔心或焦慮，或是想要得到一個保證，讓他們能夠安心，安放自己一顆浮躁起伏的心。

另一個部分，也許是他們想要知道，該如何來做準備或安排接下來的規劃。如果從社會心理層面來講，重點不是在回答一個具體、絕對的答案，而是聽到這個問話背後，他們想要傳遞出來的內容，就是擔憂、期待、需要，以及想要做什麼。

「他會好起來嗎？」這個問題背後的情緒跟期待，就是我們想要帶大家去看見的，也就是當家屬問這句話的時候，我們也透過同理及進一步確認的過程，讓家屬看到自己的狀態：「你是不是有一些擔心，沒有講出來？」或者是：「是不是有什麼事情，想要做什麼樣的準備或安排？」

我們會透過部分的推論來跟家屬做核對，抽絲剝繭之後，才會得知家屬想要的，不過就是希望能夠多陪病人幾年的時間，或是希望能夠跟病人完成心願，抑或是他知道病人可能對自己有一些人生的規劃，大家關心的是有沒有機會讓他能夠達到所謂的「此生無憾」，亦即「圓滿」。

大家都覺得「圓滿」是屬於疾病末期的事情，可是很多人在面對癌症時，第一時間就碰觸到了「死亡」議題，其實在日常生活中，我們偶爾也會問自己：「這輩子庸庸碌碌，到底為的是什麼？」所以，圓滿不一定只有末期病患才有的議題。

找出隱性需求，完成患者心願

我曾經遇過一位間皮瘤（Mesothelioma）的患者，正在做腫瘤藥物治療，可能因為剛打完化療，在家中發燒的情況，緊急送到加護病房。經過詳細檢查後，發現是白血球低下，只要血球升上來，血壓恢復正常，應該就沒有大礙。

後來，在加護病房的時候，這位患者只要看到我就會問：「我什麼時候可以打化療？星期一可不可以回家？」因為我在他打完化療、出院之前，一度擔心他回家會吃不下東西，就預先幫他放置鼻胃管，當他回家後進食狀況也都不錯，我就覺得奇怪，怎麼還會發生血球不夠呢？

現在又聽到他問可不可以星期一回家，我疑惑地問：「為什麼要星期一回家？」他回答：「因為我爸爸禮拜一要火化。」說完就哭了起來。

我趕緊回話：「好，我一定趕在星期一以前，讓你回家。」以上，就是醫病之間良好配合的一個實例。

不是因為病人到了末期，而是因為他的生活有其需要，所以病人一旦提出問題，我們就要去理解背後原因，有什麼樣的重要事件，而引發想要尋求與知道的答案。

有時候病人或家屬提出了問題，背後可能有一些隱藏的需求，我們需要瞭解並找出能讓他們支撐下去的關鍵，進一步評估是否有機會幫他們完成心願，或是協助他們撐過這段時間。有些患者可能希望可以看著孩子長大、畢業或是結婚，若是有機會，就會協助完成病患的願望。

拚盡力氣，卻忽略了心理照顧

病人和家屬面臨決策的過程中，可能會面臨心理拉扯，在聽完醫師解釋，或是透過 Google 搜尋相關疾病與醫療資訊，就會對治療方式產生一些瞭解，並且在私底下就會開始進行討論。重點在於，整個討論的過程，他們會遇到什麼樣的難題？可能是前段所說的，治療方式是否可以讓病患痊癒？他們要不要為了百分之十、二十的可能性而冒險？並且在治療過程中，該怎麼兼顧心理層面？

很多人期待病友成為所謂的「鬥士」，在面對癌症治療時，要拚盡力氣、做一切的努力，可是在拚的過程中，若只注意到身體的治療，便會容易忽略心理的照顧。

親友是否有關注到病人的心情，他們真的準備好了嗎？還是為了滿足家人的期待，而逼自己去努力呢？也問問自己，我們有準備好足夠的支持，來陪他們走過這個治療過程嗎？這就是我們團隊一直強調心理層面的重要性。

對於在癌症體系裡面工作的人，都可以是他們適時諮詢的對象。醫師的角色扮演相當重要的一環，他們通常站在科學依據的立場為病患解決問題，但在很多情況下，不是只有科學就可以完全解決。因此，在癌症體系裡面，不只是病患的主治醫師，病房的護理人員、癌症中心的個管師、幫助病患均衡營養的營養師、協助提供社會資源的社工師與心理師等，這些癌症團隊的人員，缺一不可，都將協助病患度過眼前的問題，並且提供適當的協助。

希望治療，柳暗花明又一村

因此，這裡不只是要大家懷抱信心，勇敢往前衝，而是要分享往前衝的過程中，思考可能會面臨到的內在擔心。此時，不用否認當下感受到的彷徨、無助、擔心、困惑，而是預先理解並準備，好好地走過這些歷程，唯有如此，才能夠明白即將要去承受的是什麼，意即「知道為何，所以忍受任何」。

當我們已經思考過這一點，清楚地看到自己在這個過程當中，對自己的疑問是什麼，就可以更有力量面對，為自己帶來希望。

本書PART 1就是談到決定抗癌時，哪些是可以前進的方向（醫療面），在決定的過程中，思考我們要不要這麼做，給予自己心理上的支持。

若是將抗癌比喻成「爬山」，第一步是找尋並決定前往的路線，第二步則是找到路之後的行動。在行動過程當中，難免會遇到阻礙，此時預先做好「行前準備」，包括可能會有哪些問題，當一切準備就緒之後，帶上面對未知的勇氣與力量，就可以出發了，期待最後一步步成功攻頂！

抗癌過程也可以視作「慢跑」，本來以為只要向前跑就好了，後來才知道其實在跑步之前，必須要先有一雙慢跑鞋，並且還要有好的跑步姿勢與節奏，學會調節呼吸，並且衡量自身能力等等，才能避免受傷。

當疾病到達某一個狀況之後，許多癌友難免會感到「山窮水盡」，但是《希望治療》這本書想要傳達出「柳暗花明又一村」的期許，當你的「又一村」出現在面前時，你要走到那一村？總要準備一些行囊。

然而，在往前找尋的過程中，或許仍會有一些茫然：「我要到哪裡去找需要的東西呢？」此時，這個準備可能是心理層面，也可能是實際的資源等等，當這些東西都有了，就可以帶著希望的信念，繼續往前邁進。

03

健保包山又包海，經濟不再是重擔！

我們都希望能夠讓病患得到最好的治療，但是大家要打破一個迷思：最好的治療不代表是最貴的，而是必須考量到患者的整體性。

就好比我們當然知道住在豪宅很好，但並不是每個人都住得起豪宅，對有些人來說小窩說不定比豪宅，來得更加舒適與自在。

看了前面的篇章，是否已經感受到自信心，對未來產生了希望：「好！讓我們一起向前衝吧！」但請稍微放慢一下腳步，接著將分享如何化解在衝刺過程中，可能會遇到的現實問題——經濟。

簽訂預立醫療同意書，提早為自己做好準備

現代社會，家庭的聯繫越來越疏離，加上不婚單身的人也越來越多，如果能及早將人生中可能出現的年老、重症等議題提早規劃，在未來遇到這些議題時，才不至於慌得六神無主，不曉得該如何是好。

現在醫療有所謂的《病人自主權利法》與《安寧緩和醫療條例》，都是為自己的醫療預作準備，還有一些人會事先預立遺囑，先整理好與自己相關的事物，這個概念不是只有針對銀髮族或單身族，而是任何人都會遇到的必經之路。

當別人沒辦法為你再多做些什麼的時候，你想要的是什麼？這個應該是在你意識清楚，還有能力的時候，就要去思考、安排。如果擔心年老或生病時，在治療方面有經濟困難的話，該求助哪些相關的社福資源，這些都是事先可以預先瞭解及思考的事情。前面幾篇分享很多醫療的內容，最重要的是患者心中難免會有所擔憂，

生理上是否能夠透過配合醫療，緩解疾病帶來的痛苦？但更多時候，其實是心理方面，過度擔心無依無靠的自己，未來又該怎麼辦？

在醫療層面，如果針對單身或是家庭支持較薄弱者，當病人在做醫療決策時，沒有人可以協助。因此，若是病人仍有清楚的意識可以溝通及表達時，可以試著找機會和病人說明情況，依他的意願決定醫療方向；若是病人已無意識或無法溝通，又找不到其它的家屬時，臨床上就會產生很大的困擾，包括各項侵入性檢查、治療都會希望有家屬來簽署相關同意書，以避免可能引發的醫療爭議。

若是真的找不到家屬，病人本身又無法做決策時，醫療團隊就會透過醫院的規範，可能以緊急見證的方式來處理。就如同《安寧緩和醫療條例》中所制訂：「當無最近親屬時，則由醫師以病人最佳利益考量來做為醫療的安排。」

對於單身或家庭支持薄弱的人，在面對末期的醫療決策時，「醫療委任代理人」是很重要的一環，代理人不一定要有血緣關係，這是《病人自主權利法》的重要部分，醫療委任代理人可以是病患所信任的他人，危急時候協助簽署同意書等行為。

至於單身或家庭支持薄弱者的照顧問題，足夠的財務自主很重要，倘若經濟能力不佳，便要透過社會福利體系，如各縣市政府社會科、社福中心或老人中心等取得相關的補助資格。至於醫療決策，我們鼓勵大家先做好自己末期醫療的決策，如簽署DNR（不實施心肺復甦術）或接受ACP（預立醫療諮商）、完成AD（預立醫囑）便是給自己一份末期醫療決策的保障了。

重大傷病卡，為癌友省下醫療費用

癌症治療常使用的標靶藥物，若沒有健保給付的話，光是一個月的醫藥費花費就高達十五萬元，半年的療程下來，粗估就要六十至九十萬元，若是再加入生活費和照護費，隨隨便便就動輒上百萬，這並非是一般家庭能夠負擔的費用。因此，許多癌友都會面臨經濟方面的困擾。

癌症本身就是重大傷病，醫療端有一個系統，只要是癌症病人都會有重大傷病卡，依照期別健保署會提供三到五年的重大傷病資格，一旦到期，若是患者還在治療中或是有復發、轉移情形，都可以再續申請。

這個「重大傷病」其實不用由病人提出，醫療端已經有一個完整的機制，會由醫院端直接跟健保署連線申請。很多人都以為要自己去辦理重大傷病資格，其實不然，當診斷完後，醫療端就會跟健保署提出申請。早幾年前還要另外申請一張重大傷病卡，隨著科技進步，從紙本卡片到現在直接註記在健保ＩＣ卡裡面。

重大傷病卡對於因該疾病就醫的科別，能免除健保的部分負擔；只要癌症診斷一出來，在治療上就是免除部分負擔了，如果還有醫療費用，就是患者使用的一些自費品項，比如選擇自費的標靶藥物、免疫藥物、免疫細胞治療，或是基因檢測等，這些自費品項才會有所謂的醫療費用。所以，醫療費用應該是以患者的疾病治療的需求，還有本身的經濟能力來考量，選擇一個適合的醫療決策。

我是癌症病人，可不可以申請身心障礙鑑定？

假設病人的疾病對身體系統構造或功能，有損傷或不全導致顯著偏離或喪失，影響其活動與參與社會生活，經醫事、社會工作、特殊教育與職業輔導評量等相關專業人員組成之專業團隊鑑定及評估，已經造成生活功能的喪失，透過相關失能專科醫師的評估之後，持診斷書、近三個月內之一吋半身照片三張、國民身分證正背面影本；未滿十四歲者，得檢附戶口名簿影本去區公所申請身心障礙鑑定表，再接著完成身心障礙的鑑定流程。

身心障礙評估分為兩階段，第一階段是身體功能及構造鑑定，臨床上由失能部位專科醫師填寫，意即由失能部位的該科醫師評估，而不是指就診的醫師。

很多人常問：「我是血腫科陳醫師的病人，為什麼他不願意幫我寫證明？」不是陳醫師不願意，而是不能寫，除非你是血液相關的疾病，才可以由陳醫師來寫證明。例如：頭頸癌的病人雖然是在血腫科進行治療，可是想要申請身心障礙鑑定，就得到耳鼻喉科做吞嚥功能的評估，或是聽力測驗等相關檢查才行。

如果是手術切除的話，只有手術的醫師才能開立證明，例如口腔癌，就要耳鼻喉科、口腔外科或整形外科的醫師，才能開立證明。整形外科是因為腫瘤影響到顏面；口腔外科是影響到咀嚼、吞嚥；耳鼻喉科則是影響到發聲等等。一個項目可能會有這幾科醫師開證明，但是這幾科醫師並不包含血液腫瘤科。

還有第二階段是活動參與及環境因素鑑定，這部分的鑑定不是醫師，而是專門針對活動參與及環境因素之位鑑定人員去評估病人活動功能。

很多民眾會相當生氣地說：「醫師不是都填好了，為什麼還要再做評估？」完成二部分的評估是目前申請身心障礙鑑定的必要程序，每一家醫院進行鑑定的流程不一樣，病人要先瞭解就診那家醫院的鑑定流程，然後選擇自己最為方便的方式，以便完成這個身心障礙鑑定，取得身心障礙手冊。

希望治療
治療希望

癌症末期，為什麼身心障礙不通過？

癌症病人最常出現的詢問就是：「我是乳癌的病人，可不可以申請身心障礙手冊的鑑定？」其實如果以上述的概念，取得身心障鑑手冊是在身體系統構造，或功能影響其日常活動的情況下，因為乳癌導致乳房切除沒有影響日常活動，它對生活功能的影響可能是形體的部分不美觀，但不致於導致生活功能上的障礙。

另外，還有一些末期病患家屬也會疑惑：「醫師，我爸都已經臥床了，為什麼身心障礙手冊申請不下來？」因為身心障礙是用身體系統構造或功能等生理作為軸向，先前有提過像癌症末期的惡病質，病人站不起來不是因為骨頭或肌肉神經功能壞掉了，而是病人本身因疾病使營養攝取能力受到限制，導致體力不佳必須臥床，並非因為身體系統構造或功能缺損。所以，末期病人不見得能夠申請到身心障礙手冊。

另外，像婦女的卵巢癌、子宮頸癌、子宮內膜癌等，需將子宮、卵巢切除。病人也常疑惑，為何無法拿到身心障礙手冊，我們用比較生活化的概念來想，女性子宮、卵巢罹癌，雖然影響到健康，甚至不能生育，但不影響日常活動。簡單來說就是身心障礙鑑定是以對生活參與的功能為主，所以會無法通過鑑定。

但是，像有些人是器官損害或切除器官，例如胃部分切除或全切除，因為胃切除如果影響到進食一定程度，進而就影響到其營養，也造成生活功能受限；或是頭頸癌病人因為切除了腫瘤，病人可能因此而說話、發聲、進食受限，聽力甚至可能會受損，當影響到這些功能時，就可以申請鑑定。

病人也會問：「我一隻眼睛看不見，為什麼申請不下來？」這是因為身心障礙鑑定時，它包含對優眼、優耳的鑑定，視障的身心障礙鑑定同時是指兩眼、聽障也是兩耳，也就是連優勢的一邊功能都損壞了達到它的鑑定等級。但是如果一隻手失能且無法復原，這部分因左右手各有功能，所以單手、單腳已影響到活動功能，這樣就會評定障礙的等級。

把戰線拉長，費用不再是重點

台灣健保可說包山包海，通常有臨床試驗證實藥物有效後，大概在一至兩年時，健保就會有機會給付了，因此新藥物的治療費用相當昂貴，通常都是在一開始推出的時候。

所以站在實證醫學的角度，臨床試驗證實新藥物具有療效，台灣健保署通常盡量都會給付，免疫藥物在前一兩年也都開始有了健保給付，其中當然會限制在一些臨床試驗所設定的條件上與癌別上。

我們一直強調「把戰線拉長」，其實也代表這些新的藥物，現在可能費用昂貴，但未來一旦通過健保給付，費用可能就不是主要的考量重點。

目前標準的治療模式，其實都是在三到五年前的臨床實驗，發現這個療法這麼有效，就變成現在的標準治療方式，臨床試驗新的治療方式的新藥，其實原則上，大部分可能都是相對優於現況的治療。如果現有的治療已經很好，其實也很少會再去做臨床試驗，看有沒有比它更好，常常都是現有治療現狀受到侷限很大，才會有人想去發展更新、更好的治療方式。

通常更新的這些藥物，可能只在臨床試驗一期、二期證實有效果後，再做第三期，甚至第四期關於種族差別的差異，所以通常到達第三、四期臨床試驗的話，大部分都相當成熟了。因此，當臨床試驗符合醫學倫理的規範時，醫師都會建議病人參與該項臨床試驗，因為通常就是在疾病有其極限上，才需要更多的這些新藥參與，所以有機會可以得到更好的一個結果。

我們都希望能夠讓病患得到最好的治療，但是大家要打破一個迷思：最好的治療不代表是最貴的，而是必須考量到患者的整體性，就好比我當然知道住在豪宅很好，但並不是每個人都住得起豪宅，對有些人來說小窩說不定比豪宅，來得更加舒適與自在。

有時候雖然不是住豪宅，我們只是住個小窩，小窩仍有小窩的溫馨。

而且根據台灣的健保架構，其實癌症診斷後，很多項目都是健保有給付的，所以真的要額外再付費的費用，其實不多，都還是有一個標準的，基本上，台灣的健保已經包山包海了。

04

趕鴨子上架，照顧者的心理照護

傾聽照顧者的辛勞與擔憂，往往是最直接的支持，此外，家人之間可以適度地換手輪替，給照顧者一個喘息的體貼。

當然，如果病人本身能夠配合照顧，或者當病人的狀況變好一點時，其實對照顧者而言，就是最好的支持。

儘管目前醫療科技已經取得了不小成就，隨著時間進展，也有許多新的醫療技術，但癌症仍然是國人十大死因的榜首。在台灣，仍然以「家庭照顧」為癌症患者的主要照顧模式。

照顧者協助病人在治療期間能維持日常生活，對病人健康起了關鍵作用，但同時也承擔著巨大的身心壓力。

然而，大多數人只會看見病人在面對疾病時，努力對抗病魔與面對死亡的壓力，卻沒有看見在背後支持著病人的照顧者們……。

休息一下，照顧者也可以找外援！

癌症照顧者幾乎都是在被趕鴨子上架的情況下，接下照顧工作，很少有機會能為突發狀況做好足夠的準備。

再加上患者在治療過程中，情緒也會深受影響，可能有低落、暴躁等狀況，還需要照顧者協助疏導，除了要照顧著癌症患者在生活上的一切，也要承受日夜照顧的身體疲憊與精神壓力。

長時間下來，會出現疲憊以及耗竭，導致照顧品質不佳，或者和病人的關係緊張，可能照顧者本身的身體健康或是情緒，也亮起了紅燈。這時，如果有喘息服務，便可以減少或避免照顧困擾。

一般而言，若有其他親友，可能會以輪流照顧的方式，來減輕主要照顧者的負擔，或者，如果是在醫院裡面的話，便會採付費聘請看護的方式。若是具有福利身分的病友，可以獲得部分補助的看護費用。

如果病人已回到社區，便會建議善用長照2.0，申請居家照服來作為喘息服務，它可能會依個別評估的結果，以及福利身分而有不同的費用，或是透過「巴氏量表」確認是否可以申請外籍看護，也是另一種尋求人力資源的管道。

當照顧者內心升起「不想照顧」的念頭等負面想法，則表示「已經累了」，沒有辦法再繼續照顧下去，這便是照顧者的疲憊警訊，向外傳遞出的訊息即是：「我可能需要休息一下了！」

此時，除了實際上找到接手照顧的人力外，在情緒上也需要予以抒發，可能找個朋友聊聊，或者參加照顧者支持團體，重新調整一下生活的節奏和型態，也可以尋求其他資源的介入與支持。

醫院是否有提供輔具租借？

這部分可以洽詢醫院的出院準備單位，像我們醫院叫做「社區護理組」，有一些叫做「出院準備」，有些請「個管師」、「護理師」或是「轉介師」等等，這部分在醫院的出院準備相關單位或社工室，都可以提供資源和訊息。

至於所謂的輔具租借，出院準備或社工單位可以提供相關的資訊，因為有一些輔具，像現在縣市政府都有所謂的輔具資源中心，可以提供租借，這些器材可能來自於二手捐贈；有一些是你可以去申請，經核准之後購買，就會有一些補助，但是前提是要具備某一些條件，這部分我們會比較建議直接洽詢「出院準備相關單位」或是「各縣市的輔具資源中心」，因為還牽涉到一些流程跟條件，每個人的適用狀況可能不一樣。

依病程取捨，不用從頭顧到尾

首先，照顧者應該先認知到一件事：「病人不一定都要讓我一個人從頭照顧到尾，也不一定都要由我照顧。」

在病人一開始的急性期時，比較需要親近的家人來照顧與陪伴，這時候由主要照顧者來協助，此時稍微請個幾天假，對於工作的影響比較小。等到病人的情況緩解，或是能夠開始調適自己時，評估病人是否可以自理，再來尋找看護來協助照顧，或是家人之間彼此的輪班。

我們認為個人照顧工作，應該不是用「全有」或「全無」的方式來做照顧責任的承擔，可以分成情境之下，依據病程階段來進行取捨。

在病人一開始接受治療時，家屬來陪伴照顧，一方面是給予病人支持，同時也可以瞭解病情和治療的安排，並掌握治療可能對病人產生的影響，當病人漸漸穩定的時候，此時病人對疾病已經開始適應，家屬便可以逐漸地讓病人有更多自我照顧的機會。

有時候讓病人自己先處理看看，真的不行的話，我們再協調其他資源的加入，這些都是有彈性的取捨，並不是一定要由某位家屬獨自照顧，還是由家庭一起來分擔照顧工作，中間有著商討空間。

至於財務的部分，除了本身經濟能力的支持外，如果病人具有一些福利身分，例如低收入戶等，政府也有針對經濟弱勢的族群提供一些看護上面的補助，這個部分可以諮詢相關單位，像是台北市有社福中心，或是各醫院的社工室都可以進行諮詢，也許能獲得相關資源。

病患情緒失控，照顧者的辛苦

照顧者之所以辛苦，除了必須做照顧的工作之外，還要承接病人的情緒。身為家屬，總是希望病人能夠配合治療，勇敢地接受療程。然而，只有病人知道當中的辛苦，以及「身體不是自己的」那種無助感，因此難免會出現情緒崩壞的時候。

照顧者的辛苦，也在於他本身有沒有被支持跟喘息的機會，當照顧者很有能量的時候，對病人的情緒包容相對也會比較大，因為家屬一定是心疼病人。當照顧者具有耐心，擁有體力且精神夠好的時候，面對病人一時的脾氣，家屬就比較可以承接下來。

所以當家屬開始抱怨病人不配合時，某些時候也表示，照顧者已經到達所謂的臨界點了，可能是照顧時間太長、太累，或是負荷太大了，導致心中開始不耐煩，甚至最後相看兩相厭。

那麼要怎麼讓家屬跟病患和睦相處？當我跟對方關係緊張的時候，不要說照顧，連待在旁邊，都覺得如坐針氈。反之，當病患是自己心愛的另一半，就會恨不得二十四小時都待在旁邊，甚至替對方挨痛。所以，這題的問題，應該要同時考量「關係和家屬的自我照顧」。

當病人脾氣變差，除了因生病造成心情不好，也可能是腫瘤有所變化或是惡化，也許造成症狀疼痛、更多的不舒服，導致脾氣又更差了。

假使照顧者是自己的親人，有時候病人就會直接反應出情緒。因此，首先還是要緩解病人的症狀，想辦法改善疼痛的現象，唯有疼痛改善了，病人才能夠睡得好，如果痛到睡不著，或是睡不好、吃不好，這些脾氣很容易就會發洩在照顧者的身上。

當病情惡化時，有些老人家可能連話都說不清楚，或是晚上因為病痛而無法睡好，或是在醫院裡一睜開眼睛，燈都是亮晃晃的，床位又沒有靠窗，就容易日夜顛倒，生理時鐘因而產生混亂。

一天原本是二十四小時，但對此時的患者來說，搞不好一天是四十八小時、七十二小時，也可能睡上一兩天，接著再清醒過來，度過兩天。

一旦出現這種狀況時，就要想辦法讓他在晚上的時候，透過藥物協助，強迫病人睡著。當病人好好睡上一覺之後，隔天就能有所改善，不過還是要視個別症狀來調整用藥。同樣地，病人在意的一些因素，例如：家庭、工作或經濟等等，當這些問題持續困擾著病人時，病人得不到全然的休息，甚至因而煩心，間接影響到症狀的表現。

病人是家庭裡的一份子，與擔任照顧者的家人，雙方共同承擔要面對的困擾。此時，對照顧者而言，一方面要負擔照顧病人，同時又得掛心家裡的事務，身心煎熬下，照顧者的情緒也會影響到病人。

因此，視患者病情惡化造成的疼痛或症狀難以控制，亦或是家屬照顧負荷不了，都需要醫療團隊找出背後原因。所以，臨床症狀的控制，以及家屬的狀態與態度，也是相當重要的一環。

這也是《希望治療》所採用的「全人觀點」，即「身、心、社、靈」的視角，亦是本書一直強調「心理腫瘤」的照顧層面，才有後面「希望的治療」。

不用感謝我，該感謝的是照顧你的家人！

面對病人的病情更加嚴重，例如復發或轉移的時候，家屬怎麼去面對內心的悲傷與沉重？其實隨著病情變化，家屬必然交雜難以言說的情緒與沉重感，正因那是親愛的家人，面對病情的嚴重本來就會悲傷，甚至造成心緒混亂的狀況。但是，在這個過程當中，如何讓自己好過一點，才能有力量陪著病人繼續走下去，前面所講的這些資源或是狀況，都是協助我們一起走過這個困難的階段。

處在這個階段，心情難過是正常的現象，但不代表就得讓自己受情緒持續影響，甚至干擾到日常作息及生活，在這樣的狀態裡，我們應該是想說怎麼樣讓自己能好過一些，或是讓自己更有能力陪著病人走過這個階段，才是真正的目標，而不是因為沉痛、哀傷，就沉浸在無限放大的悲傷之中。有些家屬因為不敢面對就逃走了，這樣並非是一種好的處理方式，反而容易傷害了病人的心。

生老病死是一個必經的歷程，每個人都要面對自己年老的時候，總不能說我老了，所以乾脆什麼事情都不做吧？我們要讓患者知道，家屬的這些反應是因為太過擔憂或悲傷，因為在乎他、愛他，才會有這些反應。

我們可以用這個「愛」來做些什麼？可以分享這段生命歷程的意義跟回憶，而不是讓它在逃避、悔恨，或是擔憂當中輕易地溜走，等到病人離開了或事過境遷之後，自己可能反而會有一些遺憾──怎麼來不及多做一些什麼？多陪他一些？因此，為了避免之後的遺憾，是不是可以試著透過以上這些社會資源與支持系統，以行動來協助彼此走過這個生命幽谷？

常常有些病人在症狀稍微好一些時，他會很感謝醫師，其實我們常常會對他說：「不用感謝我，應該感謝你的太太與家人，他們都很照顧你！」

當人在這種情境中，家屬常常說這些都很空泛，講的時候好像都能夠理解，但是當自己真正碰到的時候，當中的無助，以及衍生出的挫敗、恐懼、害怕跟煩憂等情緒，常常沒辦法輕易地化解。

可是，當這個感覺被周遭親友支持的時候，便會從中得到一點點力量，他會覺得：「至少我不是那麼孤單。」所以，面對家屬的情緒及壓力出現的時候，旁人可以給予一些同理的反應，進而支持家屬在這個階段，包括能力的維持也好，或是心理的支持也好，正是同理啟發的效用。傾聽照顧者的辛勞與擔憂，往往是最直接的支持，此外，家人之間可以適度地換手輪替，給照顧者一個喘息的體貼。

救還是不救？照顧者的煎熬

癌末病患因為肺炎合併急性呼吸衰竭，在未討論好不接受臨終時的急救前，常常會先接受插管治療。等到一天、兩天後，情況依然沒有變得更好，所有家屬也都來看過了，看到病人一天天的痛苦，家屬容易心生拔掉插管的念頭，但是要把這些東西撤除，醫師也會告知：「這些拔掉，可能馬上就會離開了。」有時候要拔除管路，家人需要一個考慮的時間，也要做好心理準備。

當拔掉插管後，也許不到一個小時，也許馬上就會離開，既然家人決定要撤除這些器材，也是希望病人可以不要再受苦，才會同意撤除這些維生器材，應該都是做好一些心理建設了。有時會出現家屬還沒有想好的情況，大多都是因為突然插管還來不及討論，或沒討論過當下「救與不救」的問題，等到病人插管了，隨著日子前進，病情卻一直沒有好轉，又看到病人痛苦呻吟或掙扎的時候，才會從病人意識清楚前的意願來考量，在這樣的情況下，幫病人表達，做這樣的決定。

因此，在急救與插管之後的這段期間，看著病人的情形每況愈下，家屬心理上就已經開始在做準備了，只是這個過程是慢慢累積。

我們常常會說：「我要給他放棄醫療、放棄搶救。」倒不如修正為「停止無效醫療」，拔掉插管是在停止一個「無效醫療」，而不是在放棄病人。當用語修正的時候，便會帶動家屬的理解，他們就不會覺得有罪惡感。

有些人害怕背上「不孝」或是「罪惡感」的標籤，因此選擇不放棄：「不能放棄啊！一定要救到底！」當我們的理解是在停止一個無效的醫療，幫病人表達他的意願，停止痛苦，整個心理準備就完全不一樣。此時，可以珍惜當下時光，好好地完成所謂的四道人生——道謝、道愛、道歉、道別，走向善終之路。假使病人還不到無效醫療的階段，醫院當然會繼續救治，家屬就不會陷入「救或不救」的兩難。

鬆一口氣，罪惡感降臨

「當病人走到告別時刻，內心湧起鬆一口氣的感受，是對的嗎？」在臨床上，偶爾會有家屬詢問我這句話，從他們的語氣中，可以得知內心的罪惡感。

通常在病人離開後，內心可能會有一種麻木感或是輕鬆感，這某個部分其實也是一種哀傷的反應。但這並不代表真的輕鬆，而是情緒暫時處在一種「空」的狀態，對於突然的變化，家屬還在整理自己的情緒。

很多家屬會說：「我感受不到悲傷，好像沒有悲傷！」其實並不是沒有悲傷，而是一種暫時的麻木機制。

可是這個階段很快就會過去，在一段時間之後，悲傷會慢慢地湧上來，只是當下可能要解決患者的身後事，忙到根本沒有時間去感受「悲傷」，等到所有事情都處理完了之後，悲傷的反應就會陸陸續續出現。這個時間可能是幾個禮拜，也有可能是幾個月，甚至是幾年之後。

哀傷反應沒有什麼對錯，當下感受都是自己面對哀傷的一種呈現，也會隨著時間而有不同的情緒展現，不需要急著去論斷自己的感受，或是追問為什麼沒有悲傷情緒，事實上，「接受」就是一種對於哀傷的承接。因為任何感受都是歷程中的一部分，不用急著去批判自己，或是責怪怎麼沒有哀傷、沒有痛苦……，甚至懷疑自己是不是不夠愛患者？這樣的自我懷疑都是常見的，但理解之後，就可以不以此來困擾自己。

05

危機就是轉機，建構豐富的病患人生

很多癌友在生病之後，開始注重健康，包含飲食、日常作息等，還有人會重新整理人生，修正價值觀，進而調整生活重心，豐富心靈。

危機就是轉機，透過生活裡的食、衣、住、行、育、樂等面向，豐富並建構自己的病後人生，找到生活的目標與樂趣。

當病人陷落在恐慌的時候，難免出現一些非理性的想法，除了基本醫療問題之外，也會衍生出情緒上的照顧。不論是醫療層面、日常生活跟心理照顧，其實就病人整體來講，要有一個觀念：「危機就是轉機。」

蛻變重生，看見真正的自己

整體來講，面對這些問題的時候，我們如果能及時覺察自己的負向情緒，也能協助病人不再陷落在負面情緒裡，防止困擾繼續擴大，負向思考就不會像滾雪球般越滾越大，而能夠避免不必要的憂鬱、焦慮或是擔心等。負面情緒可能只會不斷地消耗病患本身的能量，如果無法處理，可以學習向外求援，尋求一些支持的系統，例如：病友團體、同儕支持團體、家人、親友的支持等。

除此之外，我們還可以做一些事情來轉換自己的情緒。舉例來說，有些人會在周圍點上香氛、滴上一點精油，透過感官的刺激，感受美好的事物、欣賞美好的照片；聆聽喜歡的音樂，幫助舒緩情緒；品嚐一直想吃的東西等。雖然我們說癌友可能食慾不好，但是還是會有想要吃的時候，此時可以透過刺激感官的食物，來帶領或轉化情緒。

本書一直強調「希望治療」，其實就是回歸到「危機就是轉機」這句話。在危機的時候，我們會看見自己的生命突然陷落了，裂了一個縫，你在縫裡面，不斷地看見更深的自己，包括看見自己的情緒、面對自己的恐懼、害怕、矛盾，甚至發現更深層的渴望，在這個過程當中，跟自己更加靠近，同時重新整理自己。

很多人會這樣形容一位歷經重症後的病人——蛻變重生，他沒有被癌症打倒，反而是再次新生，更有力量站起來。這個過程當中，我們看見了生命意義的展現，某一個部分就是提升生命的質量。

這個人之所以會變得不一樣，是因為他在重大失落事件中，看見深層的自己，比如說他更懂得謙卑，原來生命是這麼的渺小；跟人的互動，以及自己在這個環境裡面，變得更有責任、更瞭解怎麼為自己負責，包括對身體的良善照顧，跟人之間的溫暖互動等。

我還能跟生病前一樣生活嗎？

「醫師，我還能跟正常人一樣生活嗎？」

「當然可以！」癌症患者當然可以跟正常人一樣生活，只是要考量到生病後的體力、狀況，不會像一開始身體正常的期間那樣好，還需要維持運動習慣。

因此，要學會分配時間，疾病會導致容易疲憊、疲倦，現有的體力只能做到之前的百分之六十到七十的事情時，就要學著取捨，才能完成「最重要」的事情。

其中，運動更是最重要的一環，運動可以維持並強化身體所需，也可以改善這些疲憊症狀，不管是做瑜珈、登山等，都是不錯的選擇。

「醫師，家人一直嚴格控管我的飲食，我想吃麥當勞，他們卻說是垃圾食物，完全不讓我碰，真的快要瘋了！」家人擔心復發，因此嚴格控制著癌友的日常飲食，經常因為這類小事情而發生爭吵。

其實在飲食方面，原則上都可以吃，不用限制該吃什麼、不該吃什麼，如果是針對早期治療後的健康者，飲食要調控；如果是比較嚴重、晚期、末期的病患，就會需要很多熱能、熱量，因此只要吃得下的話，就讓他吃，不該再去限制，想吃什麼就吃吧！

醫治生理，也療癒心理

癌症病患做完化療、放射治療後，有些人可能在吞嚥肌肉上面，因為有纖維化的現象或是放射治療之後，唾液腺分泌變少，假使進行登山或運動時，很容易發生水分流失的情況。此時，就要注意適時補充水分、適當休息，以及食物的準備等等。

很多癌友無法出遠門，例如口腔癌病人之所以沒有辦法出門，或是爬山、運動，是因為都要吃流質食物，擔心飲食的攝取方式，或是一些病友會有排泄上的需求，然而這些狀況都可以事前準備，預作因應策略。

我們不強調圓夢性的活動，著重於輕鬆健走、爬山，當然有一些癌友會想要挑戰玉山、百岳等，但這不是本書想要強調的重點，而是就一般性的日常需求而言，假日與家人一同到山區散步，或是就近在陽明山走一走，都是很好的活動。

即便只是攀爬一座小山，當登頂時還是會令人充滿成就感，受限於身體狀況，此時不需要勉強自己去爬玉山，勇敢走出去就已經是很大的進步了。

Hope Heals 臨床案例

痛到想放棄，人工造口看見希望

最近有個病患是大腸癌，肝臟跟腹腔都轉移了，腹腔的轉移常常會讓腸子沾黏住，就連排便都是一個問題，可能一不順就腸阻塞就塞住了，當時也在考慮是否做大腸人工造口，因為腫瘤在大腸後段，每當病患吃了東西後，消化結束的排泄物卡在大腸，導致整個腸子無法暢通，所以只好在腫瘤上面一點點的地方，做一個大腸造口，讓排泄物就從這個口出來，就不用經過下面阻塞的部位。

「要不我們別做了？」這個病人還沒有做大腸造口的時候，他的肚子很痛，家屬看了也很捨不得，詢問病人是否要放棄？站在醫師的立場，有些人跟這位病人是同樣的狀況，可能標靶藥物、化療還是有一定的效果在，如果治療是有效的話，腫瘤是有機會可以縮小，再進行手術切除腫瘤，當然也要詢問病患本人的意願。

病人也在猶豫要不要去做大腸造口，本來他也是想放棄治療了，其

Hope Heals 臨床案例

實這個造口並不是永久的，當治療過後，大腸的狀況有所改善，大腸造口就可以再關回去，也是給予病人跟家屬一個希望。

目前有些新的治療方針，包括基因檢測、免疫藥物治療，也許就是有效族群，或是現有的一些臨床試驗可能只是還沒有被證實而已。現在有些藥對病人可能是有效、穩定，雖然現階段可能沒有辦法痊癒，但也許未來這些新的藥物治療出來後，病人就有機會可以痊癒。

避免加錯油，一起跑在對的路上！

曾看過一場接力賽的影片，有位小朋友在接棒時掉了棒子，重新撿起來的時候，他跑的方向竟然和終點線完全相反，而他使勁全力地跑，旁邊的老師和同學都很激動地吶喊：「回頭！回頭！」但他依然奮力往反方向前進。

當我們加入病人抗癌的歷程時，我們就像是進入比賽場中那位接棒的選手，必須和病人一起接力。我們是當中的一員，要在病人跑累時接棒，接了棒之後，還必須「跑對方向」，而不是「背道而馳」。

很多親友們可能不明白，看著病人累了、退縮時，沒有找出問題及原因，只一味地「要病人加油」，卻不知道他心裡的想法，當然就激不出病人配合治療的勇氣。

「加錯油」的狀況就是如此，當沒有找對方向的時候，只會越離越遠，所以應該是要先懂得病人到底要的是什麼，再去鼓勵他，才會知道方向在哪裡。

因此，當家屬問：「我要怎麼鼓勵他？」我通常會請家屬稍微停一下，請他們先去靠近病人，聆聽並感受，病人要的是什麼，再來看看可以怎麼樣鼓勵與協助，而不是單純地給出一個方法，一體適用。所以，在怎麼鼓勵之前，得先瞭解病人心中的想法，然後在這個「想要」的需要層面，給予一些支持。

面對生理變化，情緒低落不敢出門

「好久不見，你看起來精神挺不錯的！」

「陳醫師，我最近有試著出門走走了，雖然只能在家樓下的公園……。」這名患者因為頭頸癌而進行手術切除，臉部有明顯手術痕跡，導致自信心降低長期不敢出門，還怕路上人的眼光。

近年因為新冠肺炎，大家都戴著口罩的關係，在心理師的鼓勵下，病人開始慢慢地踏出房門。

以往的年代，經常會把癌症貼上負面標籤，例如用「壞東西」形容，在背後推論可能是接觸了什麼不潔的東西，或生活方式混亂導致，有的甚至會牽連到因果，造成人際上的疏離。

近年來，大家對於癌症有更多的瞭解，加上醫療科技的進步，對癌友的認知有了顯著的改善，然而癌友仍要面對因治療而產生的種種生理變化，很多病人因害怕外界的眼光，使人際退縮。對於癌友們的心理建設，最重要的是強化病人本身對疾病的認識，以及治療的原因。

所以當別人出現異樣眼光時，可以同理對方的好奇，甚至在適當的時機裡，經由自己的解釋讓對方瞭解癌症是怎麼一回事，相信如此一來，可以避免被窺視或指指點點的尷尬，也是主動促進人際關係的一種方式。

雖然外界對癌友的認知已經有所改善，但因為治療的副作用或者手術，而影響到原有的生活功能，再加上治療期間可能的疲憊感，這些都讓病人對於走出家門這件事，缺乏一些動力。當中還有一個重要的影響，來自於情緒，病人出現心情沮喪、低落，甚至憂鬱，導致行動力下降。

接受生病後的自己，找回生活節奏

舉例來說，頭頸癌的患者在治療之後，外觀上可能會發生變化，此時要協助病人試著分辨「生病前」和「生病後」的差異，有些因疾病造成的改變，要學著坦然接受，有些則是自己給自己的心理壓力。

罹病或治療的初期，難免因為突如其來的轉變而有情緒上的波動，這可視為疾病調適的歷程，鼓勵病人在這段期間慢慢配合醫療進程，找回自己的生活節奏。如果治療已經告一段落了，仍然受到先前診斷或治療的糾結，持續處在焦慮或憂鬱的情緒之下，則會建議透過身心科的協助，找出影響情緒的原因。

一旦察覺自己容易出現負面想法，或者時常處在情緒低落，感到人生空虛，找不到希望感，甚至出現自傷的念頭時，請馬上對自己喊「停！」可以看一下手機裡的照片、離開座位做些別的事，試著轉移注意力。

如果病患與醫師的關係良好的話，當病患內心有什麼不好的念頭，可以選擇告訴醫師，此時醫師就可以給予支持與陪伴，醫療系統可以幫忙度過這個階段。假使情況持續幾週都未見改善，則建議尋求身心科醫師的幫助。

適應疾病，就是調整與改變自己

大家都說要適應疾病，適應的過程就是要調整和改變自己，我們知道所謂的自己，不單單是從「自己對自己的定位」，這當中還包括「別人怎麼看待自己」，當然還有「不為人知的自己」。

當自己越加開放，也就是說「不被人瞭解的那個自己」越少，就越能在人際和生活中得到互動與滿足，順利找到自己，進而展現自己，正如許多抗癌鬥士的經驗，我們可能會受生病打擊而改變了人生規劃，但同樣地也可以選擇讓生病成為成長的標章，蛻變出更瑰麗的色彩。

例如，找到自己的興趣，讓生活有一個重心跟目標。很多癌友在生病之後，會開始注重健康，包含飲食、生活作息等等，還有人會重新整理人生，修正價值觀，進而調整生活重心，豐富心靈。

危機就是轉機，透過生活裡的食、衣、住、行、育、樂等面向，豐富或建構自己的病後人生，例如：學著烹調適合自己的飲食，透過穿搭來調適因疾病造成身體的一些改變，或是重新打造居住空間，讓起居生活更加舒適。當然，還可以透過閱讀來吸收健康的知識，甚至參加病友團體、登山健行等活動，讓自己在治療之外，還能找回更滿意的生活品質。

圓夢，圓的是誰的夢？

通常會到「圓夢」這個階段，表示時機上可能已經有些緊迫了，所以才會用「圓夢」二字，在思考圓夢的前提，應該是鼓勵每一個人在平常就要好好地照顧自己、把握時光，擁有積極的生活態度。

如果真的有那麼一天，在時間有限的情況之下，仍然需要完成覺得有意義的事情，此時可以藉由一些資源的連結。

圓夢，到底是病人的夢想？還是家屬的夢想？有時候我們遇到的是家屬想圓夢，是家屬放不下，而非病人。對病人來說，可能他現在最想要的就是休息、不要被打擾，尤其末期病人有個心理的機轉，會開始出現「社會退縮」，最後到臨終階段時，越來越回到自己的世界。

健康的人，會把關注的焦點放在探索外界，此時自己的世界是小的，外面世界相對是大的，所以我們才常說：「探索世界，開拓視角。」但病人隨著病情惡化，可能已經沒有所謂對外面世界探索的動機，所以他也不在乎要不要去探索，他在乎的是自己的狀態。

因此，關於「圓夢」，我們需要先釐清：「到底是圓誰的夢？」這個圓夢是圓家屬的夢，還是圓病人的夢？如果是圓病人的夢，基本上醫療團隊都是很願意給予協助。

醫療團隊需要進行整合性的評估，確認患者有沒有機會在病情的負荷下，進行圓夢計劃。當然，圓夢計劃也不能是一個太空泛的想法。舉例來說，有些病患希望可以再一次和家人出遊，這個「夢想」就相當具體，但即便是具體的期待，也要評估患者的身體狀況適不適合。

形式展現。

回過頭來，假設這個「圓夢」是家人的期望，則應該引導家人是否透過其他的形式展現。

「我希望他能夠看著我結婚。」這是家屬自己的期待，但病人有沒有把想看你結婚這件事列入他當下的優先順序？我們曾經碰過一個案例，兒子想要爸爸能夠看到他結婚，在討論之後便使用一個代替性方式：在爸爸的病房裡面，兒子帶著未婚妻前來，由病人為他們證婚，這只是一個形式上的概念。

當然也會有病人自己說，他想要看到兒子結婚，只是他兒子現在還在念大學，連女朋友都沒有，遇到這種狀況也無法協助「圓夢」。

人生可以得到圓滿是件值得祝福跟期待的事情，不過當在現實的考量之下，同時必須要看見這個意義上是病人，還是來自於家屬。

假設是病人期待的話，我們應該要透過各方面，比如說醫療團隊的評估可行性，經過評估之後，做出規劃跟執行，爭取在有限的時間下，完成這個期待。

但是如果這樣的期待，是來自家屬的時候，我們恐怕就要更進一步協助家屬釐清，在什麼樣的情況之下，如何透過其他形式滿足他們的期待。

Hope Heals 臨床案例

害怕癌症復發，焦慮、憂鬱上身，怎麼辦？

癌症的復發或轉移，一直是癌友們心頭最深的擔憂與恐懼。我們經常提醒病人，若是害怕復發，更要按時回院追蹤檢查。有時候，情緒上的問題，要回到現實層面來解決，以實際的行動（前往醫院檢查），如果檢查正常，是不是就可以放下心中的大石頭？

有位七十幾歲的婦人，她在多年前經驗過一次癌症治療，手術切除病灶後，評估只要定期追蹤就可以了，整個疾病治療的過程很順利，她也不把罹癌的事放心上，平時身體健康，也有很好的生活及社交活動。當她遇到了家中親人的離世，還有身邊一、兩位好友接續罹癌的消息，加上這段期間時常感到心悸、胃口不佳且睡不好，種種身體狀況，導致整天悶悶不樂也提不起勁，甚至覺得自己是不是癌症復發或轉移。

舒緩壓力，定期檢查追蹤，避免自己嚇自己

一個人越是擔心，就越能感到身體狀況的變化，到了後來，她幾乎

認定自己正面臨著癌症復發，於是更加睡不好、吃不下，連平常常去的聚會也不再前往了。

她推論可能癌症復發，卻又不想去醫院接受追蹤檢查。因此，內心累積越來越多負向想法，情緒困擾也越來越明顯，變得易怒、暴躁，不想接觸人群，但又怕獨處，和家人關係也變得緊張。

後來，在女兒的陪伴下，回到醫院進行了一些檢查，隨著檢查結果出來，她看到自己相關的指數都在正常範圍，一顆懸著的心終於放下，而原本身體的不適竟也隨著緩解了。

許多癌友們在擔心癌症復發或轉移時，容易「自己嚇自己」。很多時候是因為生活裡出現一些壓力事件，導致身體或情緒的變化，卻誤以為癌症病情正在進展中。適度的擔心，督促自己定期追蹤或配合治療，但過度的焦慮，反而導致自己陷在情緒裡。

因此，當情緒太多、太重時，透過自我覺察時，適度地喊「停」，同時將焦慮轉變為行動力，回到現實裡，前往醫院檢查、追蹤疾病變化，或試著回到之前可控制的生活模式中，就能避免陷入癌症復發的焦慮。

06

終極關懷：陪伴的力量

我們過去常常覺得，陪伴重任都是放在家屬或者醫療團隊，但是有沒有發現，如今社群越來越多，病友之間的支持也是一個很大的力量。

因為親身經歷過，反而更能理解彼此之間，「你往前一步，我跟著一步」的黏著力，傳遞一股生命堅韌的信念，為許多人帶來無限希望。

面對家人生病的時候，家裡面如何分工是一個議題，本身角色功能跟關係，還有財力，都會牽涉到家庭動力的拉扯，而產生各種家庭的議題。

此時，家庭成員也容易在這種情況下，產生衝突。

家庭會議，看見問題的癥結點

家家有本難唸的經，生病是一個事實，太多人把所有的議題都加諸在生病上面，想要畢其功於一役，進而求得圓滿。

但回過頭來，我們怎麼樣協助家屬去度過目前的困難，而非解決他們過去長久以來的糾結。一個家庭或家族裡面，過去的恩恩怨怨，是沒有辦法就在此時化為一縷青煙，從此大家和睦相處、和樂融融。

然而，要如何協助他們在關係緊張或衝突的過程裡面，共同面對並度過目前的困境，甚至彼此體諒，一起看見問題的癥結，或許需要一個切入點。

我們知道人在有壓力或帶有情緒的時候，容易偏向負面思考，但這也是一個可以嘗試改變的契機。

家庭成員之間的愛恨情仇，很難一時修復與改變，如果病人當下面對和疾病治療或照顧有關的議題，在病人住院時，醫療團隊能做的就是召開家庭會議，把家庭成員聚集在一起，協助他們釐清目前遇到的問題，也算是開放一個管道，傾聽他們的聲音。

我們可以同理家庭關係過去的衝突，或者是本身權力的影響，導致互動上出現誤解，透過溝通跟澄清，來減少這些衝突的局面，但是當問題是家庭裡面比較長遠的部分，恐怕還是需要家人勇敢面對，才能得以解決。

現代家庭的功能不足，一病問題都出現

家庭中的愛恨情仇，醫院也很難介入，除非它已經影響到治療的部分，就像個人的照顧壓力，還是要由家庭成員自行協調。

如今的家庭功能式微，家庭支持系統已不若過去的年代，現代社會的繁忙跟緊湊節奏下，我們可以體諒家屬同時在「自我生活」跟「照顧病人」當中的負荷感越來越大。

面對家裡面有重症病人的時候，就會出現角色功能的分工，以及照顧期待與溝通的問題，甚至還有衍生的經濟壓力，當這些議題接連出現時，它就是一個家庭的

壓力，但是也必須要回到家庭本身的功能來處理，因為家庭本身就具備所謂的支持、經濟、照顧的功能，這就是一個家庭功能的內涵。

只是當家庭功能不足的時候，就得透過社會福利及社會資源來予以支持，所謂社會福利就是透過一些家庭條件的評估，例如：經濟或生活功能的條件等，區分出一些資格，讓真正符合條件的人獲得補助，像是長照2.0等社會資源，協助補足家庭功能上的不足，達到減緩家屬照顧上的壓力，給予喘息機會，或是減輕照顧上的情緒、體力、財力上的負荷壓力。

「照顧者要好，病人也才能夠好！」這是一個整體的概念，照顧者需要強化自己的狀態，「照顧者的功能」就顯得更為重要。

因為過去照顧者通常是隱沒的聲音，如今比較有這個意識，如果病人被照顧好的話，在醫病關係、醫療決策上面也會比較順利，否則大家都容易用逃避的方式來面對問題。一旦家屬有壓力的時候，他就不來醫院，也不跟醫院溝通，很多醫療在進行過程中，找不到聯繫窗口，病人本身又已經病重了，醫院要找誰去談醫療決策呢？

因此，唯有把照顧者的部分鞏固起來，才有助於整個醫療進程的順利，有了支持，病人找回健康的機率也會更大。

社群的陪伴與支持力量

我們過去常常覺得，陪伴重任都是放在家屬或者醫療團隊，但是有沒有發現，如今社群越來越多，病友之間的支持也是一個很大的力量。

因為親身經歷過，反而更能理解彼此之間，「你往前一步，我跟著一步」的黏著力，傳遞一股生命堅韌的信念，為許多人帶來無限希望。

舉例來說，八仙塵爆發生時，在我們醫院裡，那些傷者都在醫院的同一個病房，有些人本來還不敢下床，可是看到隔壁床的人已經起來練習走路時，一股好勝心就會讓人湧出力量，覺得不要輸給對方，我也要起來走一走，所以當時整個團體動力是很強的連結。

我認為以前在講的「陪伴」，都很強調家屬跟醫療團隊，但是現在有很多社群或是粉絲專頁，他們會自我形成病友團體的力量。

病友團體的力量十分強大，例如有幾位年輕罹癌的女孩子，就設立網站，除了分享自身經驗，也幫助其他的癌友進行資源整合，教他們關於癌症照顧的觀念，還有怎麼申請身心障礙手冊、如何尋求相關資源，像這樣經由過來人的分享，能獲得更直接的經驗，而不是一直侷限在家屬跟醫療團隊之間的資源提供。

現今的社會狀況，家庭之間的聯繫已經越來越薄弱，這本書想要凸顯「因時而為」的觀念，既然有些病友的家庭已經不是最重要支持系統，我們可以利用現在資訊化的優勢，創造更大的支持。

我相信社群團體自有它的力量，以及持續發展的必然性，各個醫院或社會上有越來越多這樣的團體。像三總也有口腔癌病友團體、康乃馨病友團體，或是相關基金會都有成立很多病友團體，而這些組成都有相當強大的向心力。

因為病友之間具有共同語言，在團體裡不用擔心被異樣眼光看待，當病友看見每個人都跟他一樣時，就不會覺得自己是孤單的，因而從中得到力量，而且可以互相交流經驗。

其實在照顧過程當中，非常強調病人所謂的社會心理層面，這些都是在面臨癌症的過程當中，重新建構出自己的希望感。所以本書《希望治療：整合性癌症照顧，最新醫療、心理與山林療癒》不是單純強調生命的延長，同時還著重生活品質的建構。

透過本書傳達「健康是一種信念」的正向改變，重新採用一種新的視角，找到新的適應方向。

這裡並不是指一定要往什麼方向才是好的，因為你認為的好，跟別人認為的好，可能很不一樣，而是要學會「找到自己最安適的情境」，能夠貼近自己最想要的生活模樣，那才叫做「適應」。

所以我們也提醒大家，不要每遇到一位癌症病人，就對他說：「加油，你要戰勝病魔！」不是每個人都想要戰勝病魔，有些人選擇的是「與癌共存」。

有些人認為罹患癌症是一種「宿命」。人吃五穀雜糧，總是會生病，所以覺得罹患癌症沒有什麼了不起，但是旁人一直對他講：「你得癌症喔！怎麼還吃這個、吃那個！」當病人自己都覺得還好時，反而是旁人有很多的擔心及意見。

因此，當遇到癌症患者時，不強迫或反對他們的選擇與生活方式，這才是對病友的尊重。

在醫療上面，目前醫學專家已經很努力地在治療方法上突破跟精益求精，在醫療日益的進展、醫師不斷地努力和病人溝通之下，加上病人隨著資訊的多元與資訊管道的暢通，隨時 Google 都有相關資訊，對病人來講，也有越來越多的知識來保護自己，或是學習如何好好地「與疾病共處」，找到生命的積極性與希望感。

整體而言，現代化的醫療資訊，加上醫療的進步，面對癌症時，我們已經不該再用一種絕症的觀念來看待，甚至明白它是可以被治癒的一個期待。

07

希望診斷室：
給癌友家屬的七大溫暖提醒

「當我或我的家人遇到這些問題時，該怎麼做？」

以下彙整家屬在臨床診間常會提出的問題，本書作者陳佳宏醫師與蔡惠芳社工師試著給予一個溫暖提醒，但因情況或疾病的不同，仍有一些個別化的差異。

同時也提供一個架構，讓病患跟家屬有個基本概念，可以在醫療現場與醫師做一些延伸性討論。

Q 我的孩子還那麼年輕，如何鼓舞他抗癌？

現在癌症有年輕化的趨勢，很多年輕癌友的家屬會有比較多的擔心，其實各種癌症都有年輕化的趨勢，這個問題重點在於臨床上怎麼看待。

有個病患是二十八歲就罹患了大腸癌第四期，目前已經轉移到肝臟，而且一開始多處肝臟轉移，沒辦法手術，於是先做標靶藥物跟化療。等到腫瘤消下來後，才進行手術把肝臟轉移跟大腸腫瘤部位切除掉，再繼續做化療跟標靶藥物。最後病情穩定下來，追蹤超過五年沒復發，這其實也叫痊癒了，只是因為第四期而需要更長時間的追蹤複查。因此，碰到一些年輕的病患，我還是會跟他說：「你又不是現有的化療、標靶藥物，一線、二線、三線、四線全部都打到幾乎沒有什麼好方法了，你現在就要放棄，這樣子有點可惜，才剛用第一線的藥物治療，搞不好治療方式對你是有效的……。」通常都會從比較正面的態度，去勸導跟寬慰病人。

年輕病人在罹癌的時候，家屬都會問說：「我該怎麼鼓勵他？」癌症病人在生病的過程當中，他們內心其實很孤單，除了適時的鼓勵很重要之外，更重要是要先瞭解他，才知道怎麼給予關心，當不知道孩子要的是什麼的時候，該怎麼鼓勵？

就像明明喜歡吃甜點，結果偏偏準備大餐，他當然就沒辦法接受，所以重點應該是怎麼鼓勵，因此我就會問家屬說：「你覺得他想要的是什麼？」你想要他繼續抗癌，一定是想到孩子還有美好的未來，問題是「未來」對他的意義是什麼？他還有什麼想要做、有期待的事情？必須回到他自己的想法和需求上，才能有對話和溝通的頻道。

我遇到一些罹癌的小朋友，他們很難理解為何要住院、要打針、要忍受過程中的種種不適，但他們會很努力的配合，理由很單純，他們會說：「我不想離開爸爸媽媽，不想讓他們找不到我。」

現在有一些年輕人，是所謂的「躺平族」，他們對生活沒有期待，對未來是無感的時候，老實說，此時罹癌跟他六十、七十歲罹癌，對他的人生來講，他也許覺得無所謂，今天如果我們不想他放棄，要鼓勵他的前提應該是：你要先去瞭解「抗癌」與「活下去」，對病患人生的意義在哪裡？前進的動力是什麼？亦即我們一直在強調：「知道為何，所以忍受任何。」要鼓勵人，「加油」兩個字很簡單，但是加對油很重要。

Q 他已經年紀很大了（有年紀），要怎麼跟他說再試試看？

年紀大的話，就會有治療的限制，但我們還是會視病人治療的藥物，如肺癌第四期，就會檢測ＥＧＦＲ有無突變，如果病人有一些基因突變，其實就是每天吃標靶藥物，這樣子年紀大的人，也可以讓他有機會試看看，來觀察對病人有沒有太大的影響，年紀大的病患吃標靶藥物是可以承受的，如果檢測結果為ＥＧＦＲ沒有突變，標準治療程序就要做化療，肺腺癌要做注射性的化療，對於年長病患可能就沒辦法承受。

原則上，七十歲、七十五歲以上的病患，要再打注射性化療，他們的體力也負荷不了，年紀大沒有辦法接受標準程序的注射性化療，是可以理解的。

不過，治療上沒有絕對性，在沒有標準的情況之下，年紀大的患者有什麼可以替代療法呢？他不能用注射性化療，那可不可以口服化療藥物？其實是可以的，這也是個治療方式。

通常家屬、病人都還是希望能夠去嘗試，即使不能打注射性的化療，還是可以有折衷的方式，用口服化療藥物去試看看，雖然強度沒那麼強，但有些人用口服的效果也不錯。

有些病患說吃了藥之後，感到不舒服，怎麼辦？不舒服也算是讓病患嘗試了，再者，年紀大的病患在用藥上也會減量；如果減量了，吃了還是不舒服，那就不要吃了，至少有過嘗試。

亦即這還是有一些選擇性，當然醫師在用藥時，也是會針對病人的體力、狀況，用這個藥有哪些副作用，這部分醫療人員跟醫師會做斟酌跟考量。

反之，若是病人自己不想要，醫師也會跟家屬說明清楚，如果家屬願意讓病患知道疾病狀況的話，就可以直接跟病患討論，當有些患者說：「不要了，我就都不要治療了！」當然也要尊重病患本身的意願。

還有一種狀況是病患年紀又更大的，家屬就沒有告訴本人，只有隱晦地說：「這可能就是不好的東西。」病人可能知道哪裡怪怪的，但是他的年紀很大，有時候就算很詳細地跟他解釋，也沒辦法瞭解那麼多。

有些家屬也會說：「不要跟他講太多，不要太詳細。」或是他自己知道這裡有長東西，但是不知道嚴重性，也不知道第幾期，通常家屬會說：「醫師看有什麼可以治療的，我們就用減量的口服藥物治療。」根據《醫師法》，醫師有義務告訴病人「或」家屬真實情況，所以告訴家屬其實也算是有告知，這是東方人家族觀念的一個特性，對於較為年長的病患，有時候都先跟家屬說完之後，再決定要不要跟病人說。

針對於年紀大的病人，我們的考量就更多了，老人家在治療的選擇性上面，相對而言比較少，在考慮到治療效果當中，通常家屬會說：「再治、再治、再治。」可是我們要考量的是「有沒有可以治的方式？」，以及「治療的效果是不是有辦法達到他們的期待？」

再者，老人家之所以不想要治療，其實還有一個部分是在疾病適應的調整上，可能沒有像年輕人的疾病適應能力那麼好，因為他們的社會性本來已經在退縮了，在這種情況之下，他們的適應功能就沒有辦法像年輕人調整那麼快，這也是老人家不想要治療的因素之一。

比如說，光一個不舒服，可能年輕人就是忍一忍，撐一撐就過了，或是有其他的刺激、注意力吸引他就過去了；可是老人家可能比較專注在那個痛點，因為他們的生活裡面沒有太多新的事物，因此會一直在意疼痛的部分。還有，就是老人家的觀念，有一些老人家會覺得「老了就是沒用」，但這個「有沒有用」其實不是只有自己想，也包括家屬彼此之間的互動。

我們常說：「你這個人不是只有你而已，你是生活在群體當中，是每個人生活圈裡面的一分子。」所以長輩本身對於「老」的觀念是什麼？「老」叫做「無用」嗎？

如果他的觀念是「老就是等於無用」的話，一定有他其來有自的原因，怎麼樣讓他覺得自己不會被遺棄跟嫌棄？這樣子才能夠有辦法，讓他接受繼續治療這條路。

有時候我們在講：「什麼叫做年紀大？」其實當你沒有未來的時候，就是年紀輕輕也叫做年紀大了，這是一種「心境」，因為有一些老人家九十幾歲，還很有活力，就像國外有九十幾歲的畫家、九十幾歲的模特兒，他們的人生其實很豐富，不會覺得生命到了一定年紀，就要停下來。但是相對而言，有些五十、六十歲的病人，其實還有很多治癒的機會，他就覺得夠了，想要放棄。

所以我認為重點應該是病人的疾病適應，以及怎麼面對疾病的觀念，當然也會考慮到治療的效果怎麼樣，包括本身疾病的狀態，如果狀態真的不好，治療效果也不好的時候，整體治療方向就要有所調整。

Q 如果真的到了末期，我要如何告訴他？

一般而言，癌症所指的「晚期」是指第三、四期，病人還是有機會可以痊癒。舉例來說，當淋巴癌到處轉移，已經到了第四期，還是有機會可以痊癒；但「末期」是指經醫師判定病人的生命在近期內已達死亡不可避免的情況，而所謂的「近期」是指在概念上生命期不到半年的時間，《安寧緩和醫療條例》都有明確定義。

家屬要告訴病人病情已到末期。其實是很困難的一件事，家屬不讓病人知道自己的情況，通常是不想讓他知道，或是擔心他的反應，又或是家屬也不知道該怎麼跟病人啟口。

有一個方法是請醫師協助告訴病人。因為醫師不能欺騙病人，而且報告出來一定有個結果，不過一般都是病人還沒進來，家屬先進來了，知道狀況之後，就問：「要不要告訴他病情？」

以醫師立場來說：「你願意讓醫師來直接告訴他，我們就來跟病人說。」或是他們要再考量一下，看看要如何跟他講，有時候就變成會把戰線拉到第二線，可能等到病人下次來，再由醫師來跟他說明。

另外一個是時機點，即什麼時候講會是最好的？病人知道自己有不舒服，所以當他問起的時候，也代表他知道有狀況，醫師通常會順勢告知他：「其實你會一直覺得怪怪的，是因為身上有一顆腫瘤，做了切片也的確證實了這一點。」

我們在告知的過程當中，可以不只是家屬自己承擔，也可以協同醫療團隊的成員，就是由醫師用協同告知的方式，因為病情的部分，其實醫師的說明會比較清楚，家屬有時候講得模模糊糊，病人也會聽得模模糊糊，而且特別是在情緒裡的時候，反而增加了無謂的擔憂。

根據《醫師法》規定，病情的告知可以對家屬或是病患本人，醫師本身的責任就包含在內，透過這個部分是可以讓民眾更加地清楚，不要把所有的責任都當作是自己的，這是「協同告知」的部分。

再者，告知的時機跟告知的方式，盡量不要選擇在病人剛好身體出現不舒服、新症狀的時候，此時他已經覺得要面對一直接踵而來的狀況，感到人生無意義，又告訴他這個噩耗，更會覺得人生無望。

建議選擇在病人狀況較為緩和一點，精神也比較好一點的時候，甚至是專注力比較夠的時候，再來進行病情的告知。

當然告知的方式也要有技巧，並不是進門就直奔主題：「我很遺憾告訴你，你已經沒希望了……」或「你大概只剩〇〇的時間了……」，如此「直白」的方式，對病人來說可能過於衝擊了。

也許可以是問問病人現在的心情、感受、這次治療完，自己的感覺是什麼，先去瞭解他的狀態，搭配他接下來如果在治療的過程，也有這樣子一個狀況的話，他自己還有什麼對治療的期待。

如果他說：「我們有沒有可能選擇比較不辛苦的方式？」這個時候就會告訴他：「現在的治療，效果可能也到了比較有限的狀況，我們可以往比較不辛苦的方向努力看看。」

在這個情況之下，一方面是讓他有準備，二方面就是鋪陳，如果是這樣的話，我們就不再往腫瘤治療方面前進，因為在治療上，可能疾病也進展到一個沒有辦法做積極治療的末期階段了。

當我們要說這一段話時，其實是要設定一個對話的情境，沒有辦法用單一的話語來表達。

Q 病人知道病情，會比較好嗎？

病人知道病情會是比較好的，因為「知道為何，才能忍受任何」。「知情同意」在醫病關係上很重要，病患知道了之後，才能「一起」配合走完療程。因為知道、理解，所以願意配合，這樣整個治療才會順利進行下去。

舉個之前碰過的例子，有一位肺癌的阿公，他開了幾十年的計程車，養活一家子的人，就連大過年除夕都在開計程車，後來生病住院了，就不能夠開計程車了，可是待在醫院十分無聊，他也認為自己只是小感冒，因此一氣之下就說：「算了！反正不好就算了！」

最後，乾脆就不治療了，想要再出院去開計程車，但家人在他診斷是肺癌末期的時候，早就把車子處理掉了，所以即便出院，他也沒有車子可以開了。

隨著病情不斷的變化，他開始對接受治療不耐煩了，因為覺得越治越差，甚至認為這是什麼爛醫院，家人怎麼不幫他找好一點的醫師，搞到最後整個醫病關係都不好。

後來我們跟家屬溝通完之後，決定告訴他病情，大家都想說告知病情後，他可能會崩潰，沒想到當我們跟他說治療一直沒有起色的原因，其實是罹患肺癌末期後，他沒有出現大家擔心的崩潰或哭泣，而是很平和地講了一句話說：「早知道，就坐一次高鐵了……。」大家當場都愣住了，因為沒有預期到他怎麼會講出這樣一句話。

後來才知道他開了幾十年的計程車，沒有休過一天假，省吃儉用，每次都載著客人到台北火車站要去轉搭高鐵，當時高鐵剛開始營運，強調舒適快速、服務貼心，感覺就是很高檔尊榮，所以他才會說：「早知道，我也要去坐高鐵。」這句話隱含了多少「自己也好想要被照顧」、「被貼心對待」、「想要得到以客為尊般被照顧的心情」。

後來我們懂了，原來對他來講，活得長、活得短，不是他的重點，重點是辛苦了一輩子，有沒有可能也被尊重，被「以客為尊」的對待。

所以，我們決定幫阿公完成心願，因為阿公的病況需要隨身帶氧氣，帶氧氣就只能坐商務艙才有插座，但是阿公認為：「我開計程車從這一點到那一點，不管我是新車、舊車，它就是固定費率，為什麼你高鐵同樣台北到台中，坐一般對號車廂跟商務車廂竟然是不同價？」他認為做生意應該童叟無欺，高鐵怎麼會是這樣呢？於是一氣之下說：「那我不坐了！」

不忍阿公因為幾百塊錢而圓不了夢，在大家集思廣益後，護理師們想到一個方式：「我們乾脆問問高鐵公司，可不可以讓我們帶延長線去，從商務艙插頭拉電線到一般對號座的車廂，看這樣是否行得通？」沒想到高鐵竟然同意，因為他賣的是座位，所以只要坐對號座的座位，是可以使用商務車廂的插頭，高鐵也很願意幫忙，幫我們把阿公的座位安排在緊鄰商務車廂的車廂尾。

後來我們就是帶個氧氣製造機跟延長線上去，帶阿公搭上生平第一次的高鐵，協助病人完成這個心願，也很感謝高鐵的協助，讓阿公一家人能跟著他有個難忘的家庭遠足。

由此可知，「告知病情」當然是值得肯定的事，因為告知病情之後，病人就能清楚知道，為什麼現在的狀況是如此？為什麼病情沒有辦法好轉？症狀沒辦法完全痊癒，只能控制？如此一來，可以幫忙他做疾病的適應，這是滿重要的事情。

Q 飲食上遇到困難，病人不願吃東西，如何調整？

這就要看病人吃不下是沒有胃口，還是什麼原因造成的？

若腫瘤是在腸胃道，像食道癌、胃癌、大腸癌，這些腸胃道的部分有時候就會影響他的食慾，或是有些頭頸癌病人治療完後，會有吞嚥困難的問題，他吃不下是因為腫瘤的影響，或者腫瘤本身讓病人胃口不好；以及東西吃下去，一般如果消化好的話，東西是要有進有出，為什麼常常會問病人排便順不順暢，有沒有便秘，因為當你有便秘的時候，造成胃口不好，這也是可以理解的。

腫瘤病友他常常活動是困難的，臥床時間比較長的話，或是有用一些止痛藥時，都很容易便秘，因此我們會檢視病人有沒有便秘的症狀，如果有，至少要改善便秘的問題；如果排便順暢的話，肚子一空會餓，就會想吃東西了。

所以，一個是結構上，腫瘤讓他吃不下、吞不下，或是頭頸癌、食道癌有腫瘤，無法順利進食的，就只好放鼻胃管，或者做一個胃造口，直接從胃灌進去，或是放鼻胃管，透過這樣的方式來進食。

另外，大腸癌的病人可能腸阻塞，若腹腔轉移的話，會讓腸子上面的網膜黏住，造成病人的腸子沾黏住了，之後就會腸阻塞，一旦腸子塞住了，就會導致病人吃不下，甚至會一直吐，都會有一些症狀。

如果這些症狀都還好的話，會針對病人有時候是體重減輕很多，也有那種促進食慾的藥物。之前提過「惡病質」，病人因為吃不下使體重減輕太多。

臨床上，最常用於治療癌症惡病質的是黃體激素類的藥品，是一種女性荷爾蒙，現在都是以口服懸液劑給病患，這種藥劑也會讓病人的食慾變好，內容物能增加病人的瘦肉組織跟肌肉組織，口服懸液劑就不像類固醇，可以長期使用。

服用黃體激素類的藥品後，會讓病人肚子餓而想吃東西，進而增加體重，因為當病人體重減輕時候，大部分一定是腫瘤進展更惡化，體重減輕可能就有問題，體重可以增加則是好事，當然不是指水腫的增加。

所以，要以整體來看病人，他吃不下東西的原因是什麼，造成食慾不振有好幾個方向，醫師都會進一步評估，透過改善病人的症狀，比如說改善發燒、便秘、疼痛，這些都有助於促進病人的食慾。

Q 明明都有吃東西，卻越來越消瘦，營養流失怎麼做？

病人明明有吃，卻越來越消瘦，有時候是惡病質的腫瘤造成，導致體重減輕；再者是明明有吃，但是吃的量夠不夠，這也是一個原因。

當腫瘤造成體質的流失或是營養的流失，是會導致體重減輕，同時也代表疾病在走下坡。

病人或家屬會問：「吃得太營養，腫瘤是不是也長得越快？」當病人是末期，沒有針對腫瘤進行積極性治療時，病人補充更多的營養，也許對整體狀況來說，不會有更多的好處。

這個意謂著在末期，甚至在安寧緩和照護的時候，是不是還要一直提供病人很多的營養？可能不見得，因為營養補充越多，也許可能是腫瘤吸收得更多。因此還是要有個劃分，如果是末期病人，不用一直補很多營養，因為病人也吸收不了；反之，在腫瘤積極治療當中，營養也是很重要的一環，所以還是要積極補充病人的營養。

有些人會說：「我要把腫瘤餓死。」那也是不正確的觀念。

病人不願意吃東西，症狀的改善有助於他的食慾。另外一個部分是病人不願意吃東西，有沒有可能透過改變食物的質地、味道，有時候是病人的吞嚥有困難，所以提供太硬的東西，不好吞嚥，或是太稀，吃了會嗆到，所以透過改變食物的質地，比如說不能夠吃炒蛋、不能吃煎蛋，那可不可以換成蒸蛋？

透過改變食物質地，讓病人比較好吞食，像老人家吃花生，當然是不喜歡，但若改成水煮花生的話，也許那個東西就可以吃了；有時候病人的味覺因為治療的關係，味覺會改變，因此我們可以加一點調味料，加一點點醋或酸味，例如喝個酸梅汁或是什麼之類的，其實都可以促進食慾。

所以改變食物的質地跟味道，或許也可以改善病人的食慾，關於飲食可以徵詢營養師的建議，現在團隊都有營養師，可以從這方面來進行補強。

Q 身體上的疼痛症狀越來越大，該使用嗎啡嗎？

當病人疼痛增加了，我們會評估他疼痛的狀況，詢問病人現在大概有幾分痛（不痛〇分、最痛十分），止痛藥都是慢慢加上去的，一旦疼痛分數大於四分以上的話，都是中度以上的疼痛，代表現有的藥物就是不夠，輕、中、重度的劃分，分別是〇至三分、四至六分、七至十分。

但是疼痛分數的評估其實是滿主觀的，主要是問病人，他都覺得痛了，代表現在的量就是不夠，難道要讓他忍痛嗎？

但是病人常常會擔心說：「我吃這個會上癮，我不要，我願意忍痛。」其實這只是在消耗自己的熱量，因為痛，導致吃不好、睡不好，所以該使用多少的藥，還是要用，沒有無效的止痛藥，只有劑量不夠的止痛藥。

當病人很擔心的時候，其實醫師常常會跟他講說：「現在這個腫瘤造成疼痛，所以需要這些藥量，一定要吃到足夠，要是不吃，選擇忍痛，那麼飲食的熱量都拿來忍痛了，這樣子反而浪費掉了。」

止痛藥、嗎啡也不是可以一直用，如果腫瘤與疼痛有改善，到時候會再減量，大部分病人都會願意使用，只要醫師說明清楚，當病人知道他不是要一直吃這麼多，就會消除對藥物上癮的疑慮。

像有些病人睡不著也是一樣，他說：「睡不著，可是害怕吃安眠藥會上癮，我不要吃。」其實沒有睡才更麻煩，沒有睡會導致免疫力下降，腫瘤治療會讓血球掉得更厲害，所以睡眠很重要，適時用藥物協助入睡是必要的。

因此，要讓病人瞭解這些藥物的使用不是長久之計，只是現在需要，當症狀有改善時，可能就不一定要用。

俗話說：「心痛無藥醫。」當病人的疼痛持續加劇的時候，該使用嗎啡嗎？從醫師的觀點是沒有治不好的痛，只有劑量不夠的藥，但從社心的角度來看，萬一他的痛是心痛怎麼辦？因此這邊強調的是身體上，但是要怎麼去評斷他是「身體痛」還是「心理痛」？

常常會聽到老人家：「我全身都在痛！」但是檢查都沒有問題，其實是他心理的痛，展現在身體痛上面。

要先釐清的是有一種痛叫做「整體痛」（Total Pain），整體痛其實有一種是心理跟靈性的痛，這個就牽扯到心理層面的東西，他有可能有某一些心理上面的困擾，而用身體的症狀表現出來，如果是這樣的話，給他嗎啡其實可能只是一個短暫的安慰，而沒辦法達到實質症狀緩解的效果。

曾經就有個病房的大哥，他常常在喊痛，止痛劑也一直增加，照理說，加藥下去，可能要過個幾分鐘，藥效才會出來，可是根據我們的觀察，每當護理師只要一有加藥的動作，他馬上就不痛了，我們就覺得這樣的反應是需要進一步瞭解。

後來，他去參加病房的一些活動，平常大概每半個小時就會叫痛，但是他去病房外參加活動，整整一個下午兩個多小時，他連痛都沒有叫過一次，我們就會評估，他平常說的「痛」到底是什麼？我們就會重新回過頭來，再深入的去做評估。

當症狀越來越大的時候，是否該使用嗎啡？該用，沒有錯，不過在使用的同時，我們也要適度地評估，除了身體的症狀之外，有沒有可能也有其他心理或者是靈性上面的困擾，從而導致疼痛難以控制，這裡就是所謂的「疼痛控制」。

Part

03

森林「癒」，治癒力滿級
登山健行的輔助療法

研究發現，山林可以活化五感，有助緩解焦慮、轉化負面情緒，帶給患者面對治療的勇氣，以及重新樹立對生活的信心。

「希望治療」傳達的寓意，就是放大治療定義與範圍，不再侷限於單純的藥物或侵入式治療，而是以多元化的角度，由心靈愉悅的療程為起點，透過感官舒適的過程，從而進化到最佳抗氧化的治療方式。

文・圖／張睿杰

01

爬山，
希望治療的最佳藥引

「每一次登山都給了我很大的力量，讓我相信在生活中遇到的困難，都可以度過！」

只需要一雙不會滑的運動鞋、一只水壺、一頂帽子，按照自己最舒適的步調慢慢爬，讓身心靈處於舒適的狀態，就可以面對接下來的療程。

「希望治療」傳達的寓意，就是放大定義與範圍，不再侷限於單純的藥物或侵入式治療，而是以多元化角度，由心靈愉悅的療程為起點，透過感官舒適的過程，從而進化到最佳抗氧化的治療方式。

其中，爬山健行就是最佳藥引，逐步融入美麗的景緻、契合的旅伴、完美的天候，再加上氣味豐富的口感饗宴，形成一道對抗癌細胞的最佳防線。

走入山林，沒有副作用的藥方

對癌症病友來說，一個療程往往需要耗時頗久，有時候還需要多個療程同時進行，做完療程之後，還會時不時擔心腫瘤轉移、復發，因而產生焦慮情緒，甚至影響到日常生活。除了進行專業治療之外，更應該在心理方面給予支持，幫助他們紓解壓力、建立自信，陪伴他們走出陰霾。

根據研究指出，醫師與病友的互動與關心，如果時間越長，對病友的幫助越大，所以，深知山林對於疾病的緩和作用，某家醫院成立了一支登山隊，除了醫院的醫護人員外，大多數都是院內的病友，由最初的一個人走，到現在的一群人走，改變的是由快變慢，由近而遠。

參加一般登山活動，難免會顧慮自己體力不好、拖累隊友，而有心理壓力，但在該醫院登山隊，大家都理解彼此的身體狀況，反而更能相互鼓勵，更能瞭解彼此的能耐與狀況，形成一群互相鼓舞的同溫層夥伴。

登山活動，除了適合的團體之外，更重要的是，一定要能持之以恆。此外，該醫院山友社每週六都會安排固定行程，不管是登山健行、單車旅遊、挑戰百岳、公益活動，讓每位病友每星期都有活動可以參與，不只是身心的活動，更期盼的是與團體隊員彼此的互動，那份心靈上同聲打氣的力量。

「每一次登山都給了我很大的力量，讓我相信在生活中遇到的困難，我都可以度過！」一位山友在回饋時說。

不只如此，山友們也建立了群組互相聯繫，其中包含了醫護人員，當有任何疑惑時，群組內的醫護人員也會提供正確解答，病友之間也會分享自身經驗，給予建議與陪伴，讓病友以及家屬在面對癌症時，不會病急亂投醫，害了自己。

改善家庭關係，提升生活品質

罹患癌症，對於病友與家屬來說，都是相當辛苦的事情，病友需要面臨癌症可能轉移、復發、治療副作用的壓力，家屬則要面臨照顧病患的壓力，長久下來雙方之間的關係可能因為爭吵而漸漸疏遠。

在我帶隊時，隊伍裡有病友因為參加了山友社，讓家人之間的情感恢復如初。爬山前的體適能訓練，登山過程中，有家人一同陪伴參與，間接凝聚情感，使得即將破裂的關係變得比之前更加緊密，有助於家庭的和諧。

除此之外，還有病友是職業婦女，平日忙於生活、工作和家庭，因感身心勞累而罹癌，罹病前的假日總是閉門養神，而不常踏出家門，罹病後更是整天足不出戶，情緒也逐漸低落。經過其他癌友的邀請，加入登山隊之後，才發現原來台灣山林如此峻秀，爬山過程中經常受到隊友的照顧，讓她備感溫暖，自此每週登山行程都可見她的身影。

爬山對於病友來說，是一項門檻非常低的運動，不需要花費金錢與精力張羅工具，只需要一雙不會滑的運動鞋、一只水壺、一頂帽子，就可以享受山林間的芬多精。

就算不加入登山社，也可以在平日到家裡附近的山，走一走，按照自己最舒適的步調慢慢爬，沒有時間壓力、也不用競賽，讓身心靈處於舒適的狀態，儲備精力與信心，面對接下來的療程。

02

我真的適合爬山嗎？

高齡八十歲的爺爺爬上玉山主峰、穿著義肢的女孩邁步在觀音山的石階上、罹患攝護腺癌的大哥，都沒有為自己設限。

每個人都適合爬山，差別在於你能走到哪裡……。

「我可以嗎？」對於爬山這件事，許多癌友都會對自己提出質疑，在罹病之前就很少有爬山的經驗，更何況是體力大不如前的現在。

其實每個人都適合爬山，差別在於你能走到哪裡、能夠走多遠。

近幾年，年輕人莽撞爬山，穿休閒鞋、搭牛仔褲，連水都沒帶，更無行程規劃，而且危險的是，毫無登山經驗就貿然前往頗具難度的山林，竟然只是為了拍出「網美照」！

從平地開始，在家也可以鍛鍊肌力！

以往很多坊間傳聞：爬山會傷膝蓋。這是有失偏頗的說法，近來也紛紛被醫學專家打臉，經過科學證明，除非是行走方式不當，或是走的路程過長，否則都不會傷及膝蓋。

當然，這裡有一個前提，那就是必須先自我訓練腳部的肌耐力。

平時在平地、操場、公園、河濱步道，可透過快走來訓練大腿前側四塊（股四頭肌），而跨步前蹲訓練，則是訓練股二頭肌、半腱肌、半膜肌（大腿後側）以及膕膀肌，其功能在於屈膝和後伸髖關節，主要在於保護膝蓋和十字韌帶。

這些都必須透過一段時間的持續自我訓練，由慢而快、由短而長、由低而高，而且必須要能持之以恆，除此之外，還有一點必須注意：個人體重的控制。

我曾經在過年期間耽於美食，體重飆升將近五公斤，結果一趟全天七小時的行程下來，膝蓋就開始抗議了。因為過重的體重，絕對會造成膝蓋承受力加大，如果行走時間又拉長，絕對會造成不適，千萬不可輕忽。

此外，爬山應該循序漸進，依照自己的體力、裝備，初期先在平地訓練腳力，逐步將距離拉長，才開始安排爬升高度。

初期，先以爬升高度兩百公尺為目標，一開始行走時間較長也沒關係，等適應爬升高度後，再縮短時間。一步一步設定目標，激勵自我，第一階段爬郊山，再來是中級山，最終當然可以將台灣第一高峰——玉山，作為終極目標！

只要踏出第一步，身障、高齡者也可以爬山

曾經在觀音山硬漢嶺的石階步道上，走在前面的八歲兒子突然驚呼：「前面的人，腳斷掉了！」嚇了我一大跳，心想在山上又不會有車禍，怎麼會搞到斷手斷腳呢？待我抬頭一望，半截斷腳就在我眼前，但還好是義肢。

那位山友，俐落地跳下一階，撿起她的義肢，「咔」一聲，帥氣地把義肢裝回腿上，繼續邁步向上！

又有一次，是在桃園打鐵寮步道接白石山，崗哨叉路休息區遇見一位白髮蒼蒼的老婆婆，由兒子陪伴一步一步徐行而上，經過探詢，得知已年邁八十二歲，卻是安步當車，老神在在，呼吸勻稱，與一旁氣喘吁吁的年輕人，形成強烈對比。

接著，在白石山的龍椅休息區，又遇見一位阿伯，也是由兒子陪同。閒聊之餘，才知道是藍天登山隊的創始隊員之一，已經高齡八十五歲，但是身形猶如六十出頭，面色紅潤，聲如洪鐘，丹田十分有力，行走的路線，更是PRO山友的挑戰級，真是不得不佩服。

七十老翁登上玉山，過敏、術後恢復堪比青年

隊友中有位大哥，年輕時忙於事業，累積了不少不動產，小孩也都送出國念書，畢業後留在國外任職、結婚、生子。如今年逾七十，有錢有閒，卻無兒孫在身邊相陪，退休後想到處走走，卻對路況不熟悉，只能就近公園走走，或是偶爾參加旅遊團。

在一次機緣中，隨我開始爬山，初時也是唉聲嘆氣，走一步停三步，每次都說：

「這是我爬過最累的一座山！」只能跟上兩到三小時左右的半天行程，回家後都要「鐵腿」休息個兩、三天。

還好，這位大哥很喜歡大夥一起享用美食，下了山，吃個飯，雖然嘴巴喊累，還是持續參加行程。後來經由其夫人告知，原來這位大哥也有長期過敏，每天早上必定鼻涕直流，伴隨噴嚏不斷，往往要到快中午，症狀才會消退。

沒想到跟著爬山一個多月後，這些過敏症狀改善了許多，早上也不會像以前要用掉半包衛生紙了。

後來，陸續走了大台北縱走，從一段、二段，再到一次走三段，也完成了淡蘭古道北中南三段；更遠征屏東、台東的浸水營古道和阿朗壹古道；中間還特意去合歡群峰測試高山症反應，結果當然完全沒問題！

幾年下來，陸陸續續爬了超過五十座小百岳，兩百多條步道，甚至登上玉山主峰，行走過程雖然較慢，但都能在原訂時間內完成。從前家人擔心他爬山會有危險，也在隨隊幾次，親自體驗爬山過程後，完全消除這份疑慮。

大家彼此的叮嚀照護，領隊專業的安排規劃行程，適時調整路線以保安全，完美的交通接駁以免體力過度負荷。種種的因素，都是年長者或初入階者必須要掌握的重要條件。

　　去年，這位大哥在一次額外安排的健檢，檢查出攝護腺癌指數偏高，醫師建議安排切除手術，術後不到一個月，立即歸隊加入爬山行程。行走過程中，絲毫看不出疲憊，回診時，醫師詢問其近況，對於他的恢復速度也甚感驚訝，直稱其恢復力算是年輕人等級。

　　在每次爬山的過程中，他總是笑顏逐開，縱使山路險峻，登高路遠，體力疲憊，他總能以笑語取代抱怨，並以戲謔自嘲，博得大家的歡笑。

「為什麼總是如此的好心情？」我曾經私底下問過他。

「如果人生平均歲數約八十幾歲，那我只剩下十幾年而已，我希望餘生都能充滿歡樂，留下的記憶都是美好的……。」他面帶笑意地說。

　　所以不管你是身障者或是高齡者，只要肯踏出第一步，就有登頂的一刻！千萬不要抱持觀望，或是再看看的心態，先踏出自己的第一步，第二步自然就會跟上了。

03

堅持信念，
縮減與山林的距離

許多研究證實，走入大自然適度活動身體，對癌後復原有著相當的幫助。若是可以參加興趣相投的團體，勇於跨出第一步，縮減與山的距離，更可以帶給病友們心理上的支持。

適不適合爬山，不在於年齡大小，而是要看「體質」適不適合。

不論是身障、年紀、疾病，都不會是阻隔你和山林接觸的障礙，這並非心靈雞湯，而是全世界皆有的實際案例，不管是年長者，或是曾經歷過重大傷病者，都有成功超越自已、跨越山頭的成功典範，重點在於你敢不敢勇於跨出那一步？

年齡不是問題，八十六歲也能登上玉山

爬山並無年齡上的限制，我們可以透過報章媒體的報導證實此事：

日本一名高齡七十三歲婦女渡邊玉枝在二〇一二年登上聖母峰，創造了令人驚異的女性世界登山新紀錄。

日本登山家三浦雄一郎六十五歲得糖尿病、狹心症，於是開始自我訓練。最終在六十六歲登上富士山，七十歲攻頂聖母峰，又分別在七十五歲、八十歲成功攻頂聖母峰，樹立年長者三度攻頂聖母峰的紀錄！

曾擔任過台中市登山協會高山嚮導及副理事長的林兩全，也以八十二歲的高齡第七十一度成功登上玉山主峰，不但征服台灣百岳及世界名山，更成為台灣攀登完成日本二十八座三千公尺以上高山的第一人。

曾爬過十餘次玉山的退休教師陳輝堂，在八十六歲時表示想利用餘生再爬一次玉山，於是讓六十二歲的領隊帶他同行，登頂後，他興奮地打電話與太太分享：「我登上玉山了！」興奮之情流露言談間。

不被癌症綁住腳步，爬上大大小小的山岳

除了擔心年齡限制，還可能擔心疾病也會成為爬山的障礙。不過，癌友術後陸續完成偉大登山夢想的實際典範，在世界各國更是不勝枚舉。

有的甚至不只罹患一種癌症，有的經歷過大大小小的治療與手術，術後仍然以重生之姿，勇敢面對自己的願望，排除萬難，堅持信念，按部就班接受治療與訓練，終於一一達成心願，而且更加發揚光大！

以下幾位案例，值得我們為他們喝采，更是值得學習效法的榜樣：

西恩・史華納（Sean Swarner）是一名登山者，也是第一位登遍七大洲最高峰的癌症倖存者，他罹患霍奇金氏淋巴瘤晚期後，再度罹患尤文氏肉瘤，在他的肺部有一個高爾夫球大小的腫瘤，醫生宣布只剩下十四天……。

但是他從沒放棄，切除了一邊肺，勇敢接受治療！還開始了登山訓練，最終在

二十三歲那年，實現他攀登珠穆朗瑪峰的計劃，憑著堅強的毅力和完整的訓練，實現攻頂成功的夢想。

一直想要登頂「美州的屋脊」南美洲阿空加瓜山的伊莎貝拉（Isabella），無奈被一場大病摧殘——她罹患了肺癌第四期，導致體力下滑、肌力流失，曾經以為要與夢想擦身而過的她，憑藉著毅力與女兒的鼓舞和陪伴，在確診罹癌的一年後，與女兒一起攻頂！

阿空加瓜山海拔六千九百六十一公尺，就算是體力良好、經驗老道的登山客都會覺得呼吸困難，更何況伊莎貝拉是肺癌患者？

台灣擁有如此堅強毅力的患者也相當多，我曾在社群上看見一位山友分享自己的經歷：她是一名乳癌患者，經歷了六次化療、手術，以及四十五次的放射性治療後，在一年內與先生一起征服台灣大大小小的山岳，在我寫完這一篇文章的時候，看到她才從嘉明湖下來，完成她人生中第二十座百岳。

研究顯示，大自然能夠啟迪身心靈的自癒力量，對於癌友、癌後或一般民眾都能夠帶來健康上的助益，這些精彩的登頂好手，為我們做了最精彩的示範。現在，聆聽山的呼喚，一起動起來吧！

04

登山必備的核心肌力，該怎麼鍛鍊？

登山過程，核心可以讓我們平穩地在崎嶇路徑前行，不易滑倒。因此，事前的核心訓練，就顯得極為重要。此篇要分享，在家也能做的核心自我訓練，除了輕症者，中重度患者也可以透過練習肌耐力，維持基本的肌耐力及柔軟度。

核心訓練對於登山運動，可說是相當重要的關鍵。實際上，日常生活所做的動作，例如站立、坐直、彎腰、拿取重物等，都需要利用核心肌群的力量。因此，如果核心肌群強，不僅能夠保護及穩定腰椎，還可以在崎嶇的路徑中保持平衡地前行，這篇則介紹在家也可以自我訓練的方式。

（本章主要以「疾病與身體不適程度」作為強度的區別，而略以「輕症患者」、「中度患者」、「重度患者」作為區分，提供讀者因應個人情況來參照評估。讀者朋友除了針對自身體質的實際判斷之外，癌友或曾罹癌的朋友們，建議經由醫療與運動等專業人士的偕同評估，再來進行肌力訓練、登山等相關復健運動，同時建議家屬或友人在旁協助，以便在安全條件之下，達到健康的期待。）

輕症者也能做，居家核心自我訓練

以下是適合輕症或是已經治癒者，可以在家訓練的方式和嘗試的動作，不過進行任何訓練或運動時，都需以「自我實際的體能」作為衡量。

因此，接下來所介紹的居家訓練，請依照個人體力，量力而為，在運動過程中，如有不適應請立即停止操作，先行休息，若情況嚴重則評估就醫。

■ **棒式變化：**

這是針對腹背核心訓練，可增強身體穩定度，在登山過程中是非常重要的一環。主要功能在於穩住腹部重心（人的中心點），在面對崎嶇的上下坡山徑時，得以迅速恢復平衡，穩定重心，較不易滑倒。

步驟 1 身體挺直，腳步放鬆。

步驟 2 面朝下，手肘及手掌撐於桌椅。

步驟 3 雙腳交替，前屈膝，肩膀保持穩定，不晃動。

步驟 4 保持呼吸，不憋氣。

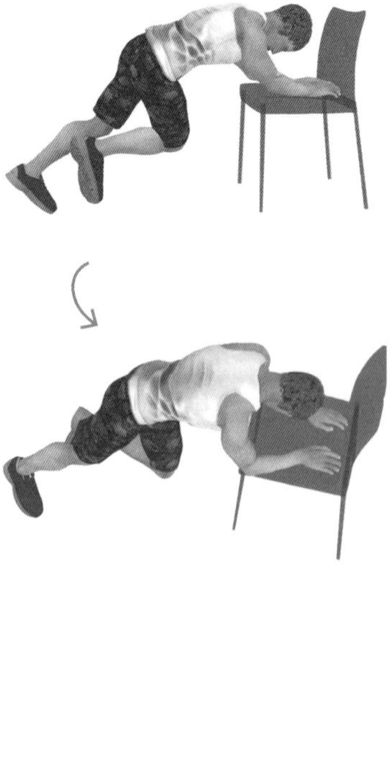

■轉體捲腹：

這個動作主要是強化腹肌肌力。這是訓練腰部柔軟度，爬山過程中會遇到各種地形，會需要爬上爬下，甚至左右，因此不同部位的肌力都可能會運用到，這是基本版的訓練動作。操作過程中，切勿過快或過慢，以自我能承受的強度訓練為主，避免過度而受傷。

步驟1 仰臥，關節放鬆。

步驟2 雙腳屈膝，踩地，頭與肩膀離地。

步驟3 雙手伸直，向左右斜前推。

步驟4 保持呼吸，不憋氣，動作往上吐氣，往下吸氣。

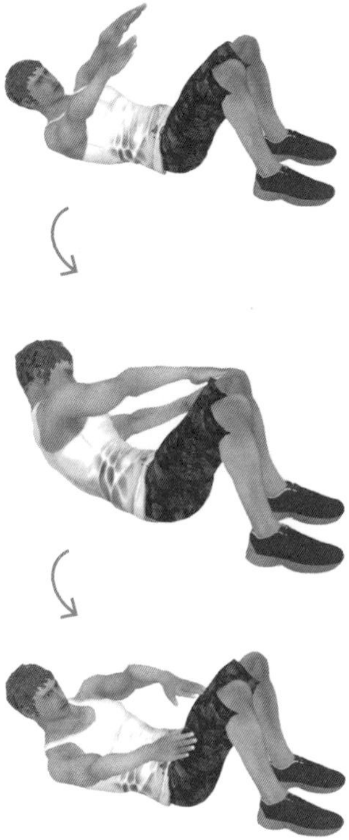

■小波比：

這個動作為綜合性耐力訓練，主要強化大肌肉。爬山過程中，經常依照地形需要上上下下，手力、腳力都必須有一定的肌耐力，才能應付各種地形考驗。尤其經常遇到倒樹的情況，這時就需要抱著樹幹，屈膝、彎腰而過，全身都要有足夠的力量，才能輕鬆鑽過障礙物。請依自身體力量力而為，如不適請停止。

步驟 1 下蹲，雙手著地，雙腳後踩，腳尖點地。手肘彎曲，伏地挺身一次。雙腳收回，起身回原位。反覆操作。

步驟 2 保持呼吸，切勿憋氣。

步驟 3 身體挺直，關節保持彈性。

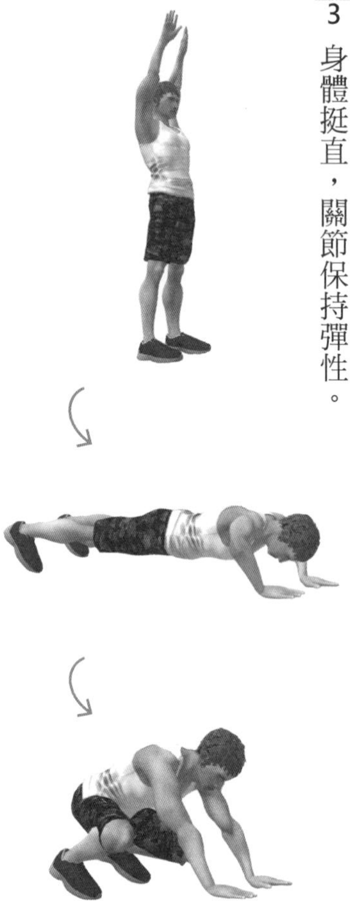

■閃電式前彎捲背：

這個動作主要在活化臀腿和脊椎。爬山過程中，臀腿是最常使用的部位，而脊椎更是主要負重和平衡身體的主幹，藉由此動作，可伸展脊椎，下彎，深蹲，將全身的重量，稍微置放於大腿肌肉，強化長程路途的耐力。

步驟1 動作配合呼吸，量力而為。

步驟2 吸氣時，膝與髖關節微曲，雙手向上伸長，脊椎伸長。

步驟3 吐氣時，雙手打開往下放，身體前彎。肩頸放鬆，自然呼吸。

步驟4 膝蓋放鬆，吸氣捲背起身，雙手往上伸長。

步驟5 吐氣，雙手往下，回站立山式。

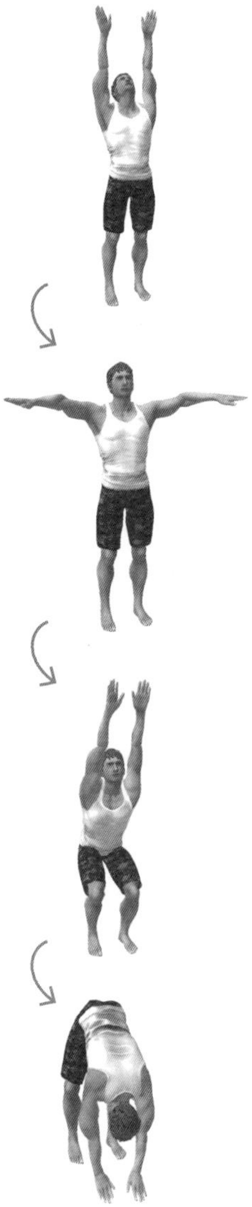

■ **臥姿下半身伸展組合：**

這個動作主要在伸展大腿前側、後側及臀部。爬山過程中，常常需要先走一段平路，才能到登山口，這時候的大腿肌力就會不斷重複大量消耗，因而造成抽筋。除了補充電解質之外，適時的拉筋鬆弛，也是緩解症狀的一種方式。

步驟 1 動作配合呼吸，量力而為。

步驟 2 仰臥曲膝，右腳向上伸長，膝放鬆，雙手抱右腳，腿往臉靠近，自然呼吸。

步驟 3 右腳屈膝，跨在左大腿上，雙腳踝勾起，雙手打開放肩膀旁。

步驟 4 吐氣，雙腳倒往左側，自然呼吸。

步驟 5 膝蓋帶回正面，雙手拉左大腿後側，額頭左膝靠近，自然呼吸。

步驟 6 回復仰臥，換左邊操作。

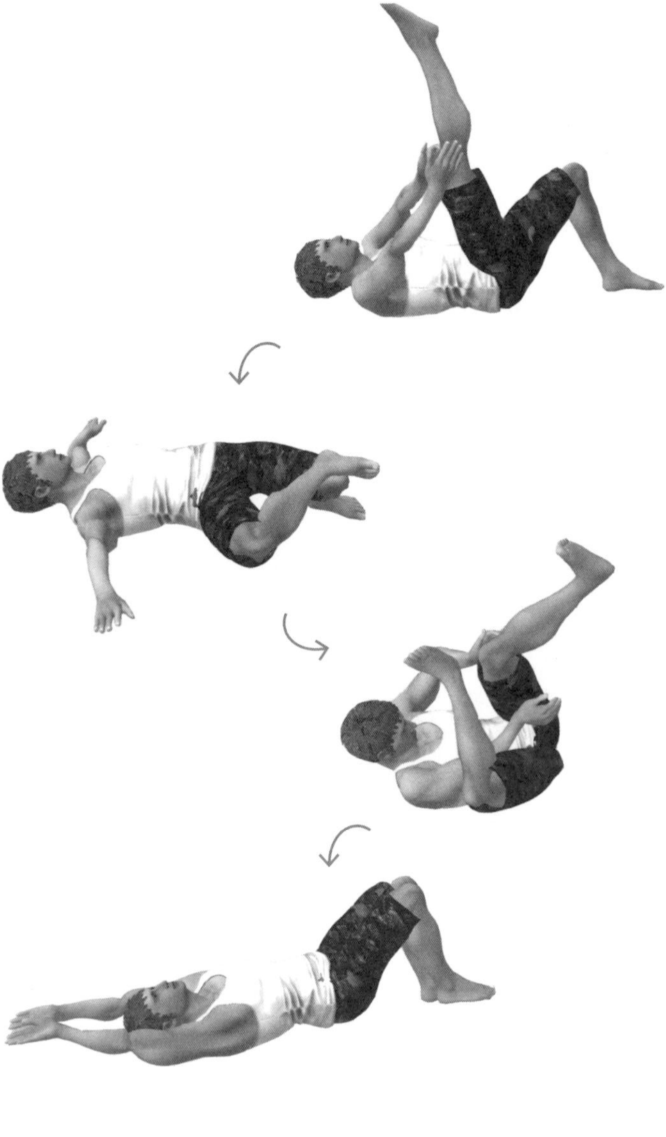

■下犬式平板式組合：

這個動作主要在強化核心力量和伸展臀部。爬山過程中，核心是最重要的身體平衡中心，不管是攀爬，或是下行，都需要有核心的腰部力量，來帶動前進。所以，平日需要多維持基本的居家簡易訓練，尤其以各種核心的動作最為關鍵。持之以恆，確保有足夠的身體素質，實際親近山林時，才能達到真正自然療癒的效果。

步驟1 動作配合呼吸，量力而為。

步驟2 膝蓋、手掌和腳趾頭著地，四足跪姿。

步驟3 吸氣雙膝離地，臀部往上提高。

步驟4 吐氣，推地，手伸直，雙腿伸直，腳跟往下貼近地板，臀部往上延伸，下犬式。保持自然呼吸。

步驟5 吸氣，胸口往前，肩膀在手腕正上方，從頭到腳跟呈一直線，腹不收緊，平板式，保持自然呼吸。

步驟6 吐氣，雙膝放下，臀部靠近腳跟，放鬆身體。

步驟7 回到四足跪姿，反覆操作。

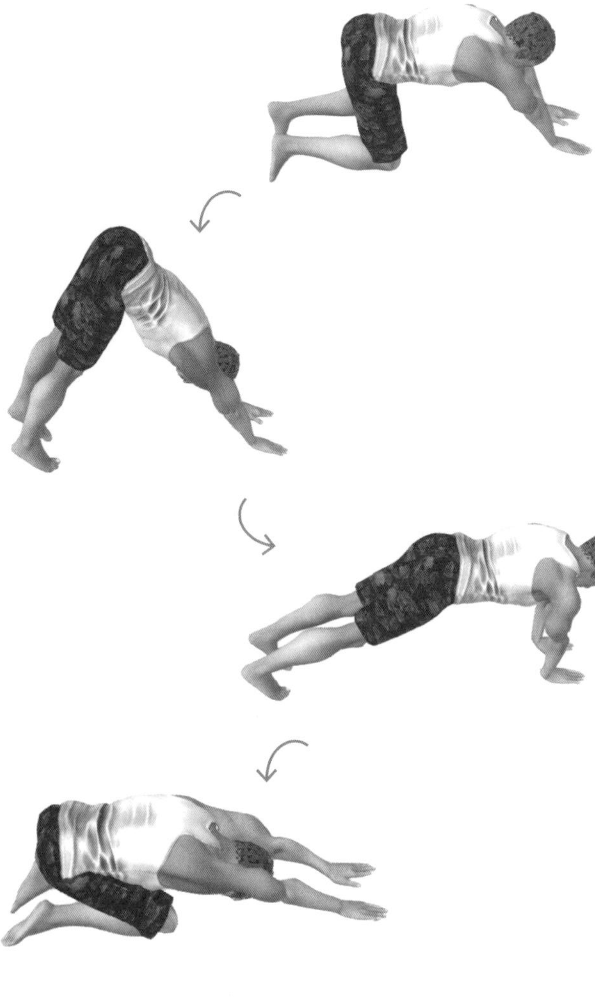

中度患者，維持基本肌耐力

以下是適合中度患者，可以在家或醫院依照個人體力量力而為的訓練動作，這些動作都在維持基本的肌耐力，如果要達到可爬山的狀態，則必須再加強上述動作。在運動過程中，如有不適應立即停止操作，稍作休息，若情況嚴重則評估就醫。

■**下蹲雙手繞圈：**

藉此來增進腿部肌力及核心腰力，雙手環繞則可提升平衡感，蹲下的高度依自己能承受的高度慢慢調整。

步驟1 站挺，關節放鬆。

步驟2 保持呼吸，不憋氣。

步驟3 屈膝蹲下及起立，起身時膝蓋不鎖死，雙手上下互繞，反覆動作。

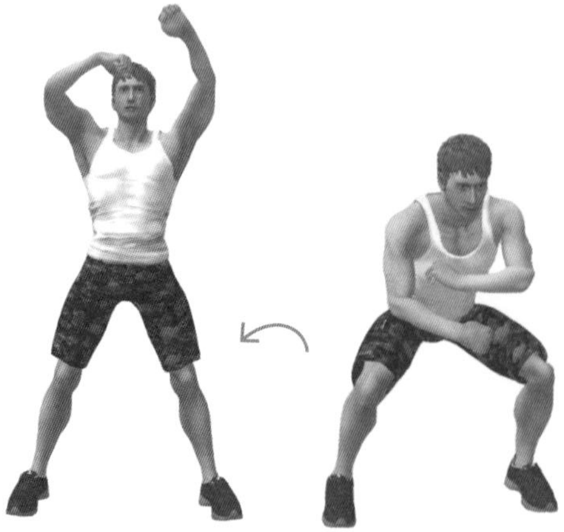

■左右屈蹲：

藉由左右移動身體的動作，達到大腿肌力及膝蓋肌力的強化，還能訓練平衡力。

步驟1 站挺，關節放鬆。

步驟2 保持呼吸，不憋氣。

步驟3 兩腳向外打開一大步，膝蓋與腳尖向外，將重心左右側移，重心腳彎曲。

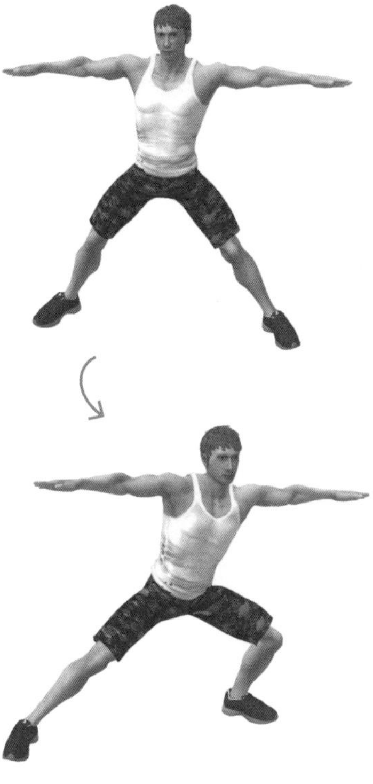

■ 扶椅屈蹲：

藉此動作來鍛鍊雙腿肌力，並訓練腳踝旋轉肌力。做此動作時，切勿將用力拉扯椅背，以免座椅翻覆，產生危險。

步驟 1 雙手輕靠椅背，慢慢屈膝下蹲，逐步調整下蹲的高度。

步驟 2 保持呼吸，不憋氣。

步驟 3 反覆屈膝往後蹲下及起立，起身時膝蓋不鎖死。

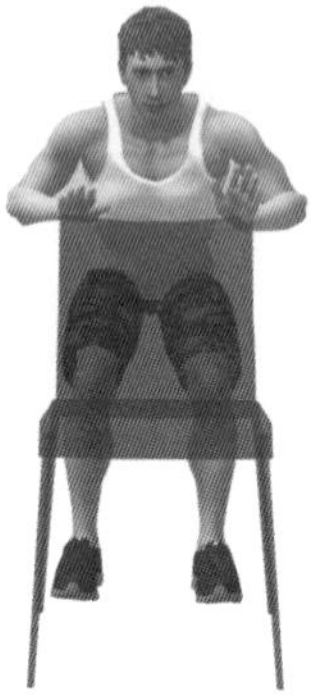

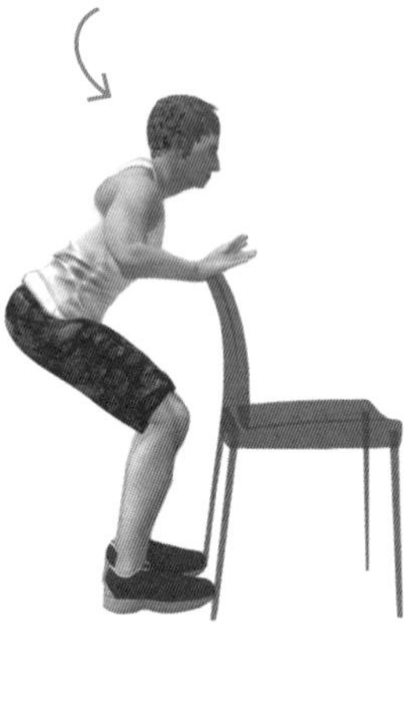

■ **扶椅連續抬膝：**

藉此動作來鍛鍊雙腿肌力，並訓練單腳平衡肌力，動作時，切勿將用力拉扯椅背，以免座椅翻覆，產生危險。

步驟1 扶椅站挺，關節放鬆。

步驟2 保持呼吸，不憋氣。

步驟3 單手輕靠椅背，慢慢抬腿至大腿平舉，反覆換腳抬腿。逐步調整下蹲的高度。

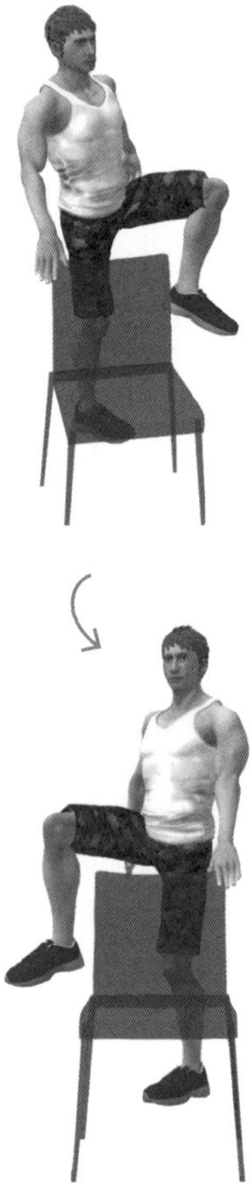

■側腰頸部伸展：

藉此動作來強化中心平衡感及腰背部肌力。做此動作時，須注意平衡，勿動作太快或太大，以免跌倒發生危險。

步驟1 腰桿打直，雙腳自然放鬆。

步驟2 單手先向上伸直側彎，再收回同時將頭部側壓，慢慢回原位，換邊。

步驟3 保持和緩呼吸，不憋氣。

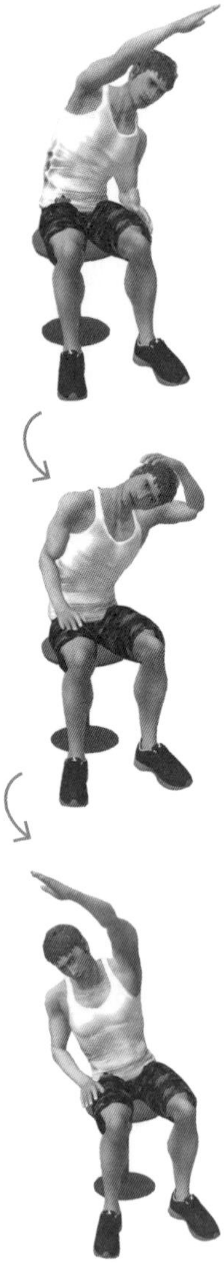

■臀腿伸展：

藉此動作來強化中心平衡感及腿部肌力。做此動作時，須注意平衡，勿動作太快或太大，以免跌倒，發生危險。

步驟1 坐在椅子，腰桿打直，雙手自然下垂。

步驟2 身體自然前彎，抬起右腿至左大腿，同樣動作再換左腳，反覆動作幾次。

步驟3 保持和緩呼吸，不憋氣。

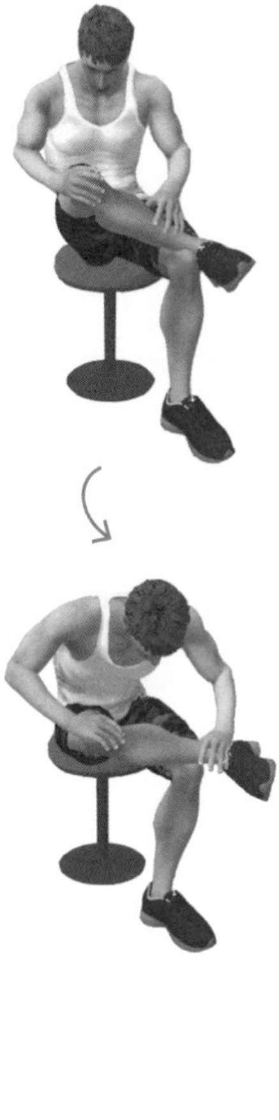

■背部伸展：

藉此動作來強化中心平衡感及腰背部肌力。做此動作時，須注意平衡，勿動作太快或太大，以免跌倒，發生危險。

步驟 1 坐在椅子，腰桿打直，雙手自然下垂，保持和緩呼吸，不憋氣。

步驟 2 身體向下彎曲，起身後再左右轉體，雙腳自然開合。

步驟 3 轉體同時，雙手交替伸直往前推，維持數秒，換邊反覆動作幾次。

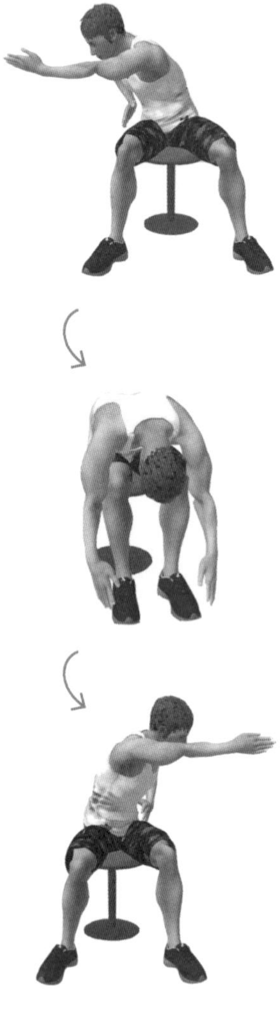

舒展筋骨，適合重度患者的居家運動

以下是適合重度患者操作的居家運動，動作重點在於舒展筋骨，維持基本的肌耐力及柔軟度。操作初期最好有家人或看護陪伴，過程中如有任何不適，請立即暫停動作，稍作休息，若情況嚴重則評估就醫。

■坐姿上推運動：

藉此動作來強化中心平衡感及手背部肌力，做此動作時，須注意平衡，勿動作太快或太大，以免跌倒發生危險。

步驟1 坐在椅子，腰桿打直。

步驟2 雙手抬高至與肩同高，並向上延伸，模仿舉重選手動作，反覆上下，雙腳保持不動。

步驟3 保持自然呼吸，不憋氣。

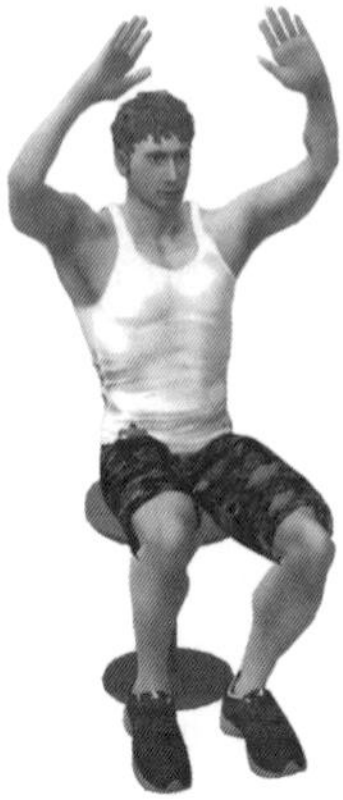

■ **坐姿抬膝：**

藉此動作來強化中心平衡感及腿部肌力。做此動作時，須注意平衡，勿動作太快或太大，以免跌倒，發生危險。

步驟 1 坐在椅子，腰桿打直。

步驟 2 雙手抬高至與肩同高，並向前延伸，雙腳自然踏步，交互抬高大腿至腰部以上。

步驟 3 保持自然呼吸，不憋氣。

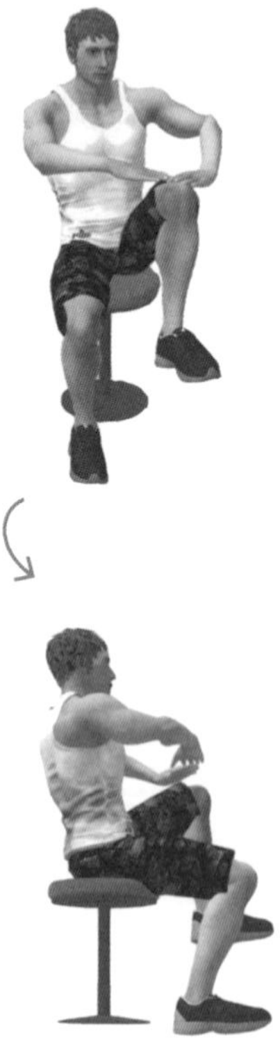

■ 坐姿開合：

藉此動作來強化中心平衡感、核心和手腳肌力。

步驟 1 平坐在椅子，腰桿打直。

步驟 2 雙手抬高至與肩同高，小臂向上舉起，雙腳交互打開閉合。

步驟 3 保持自然呼吸，不憋氣。

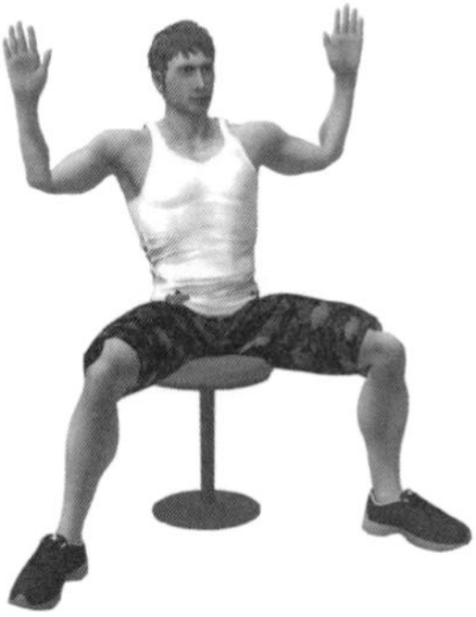

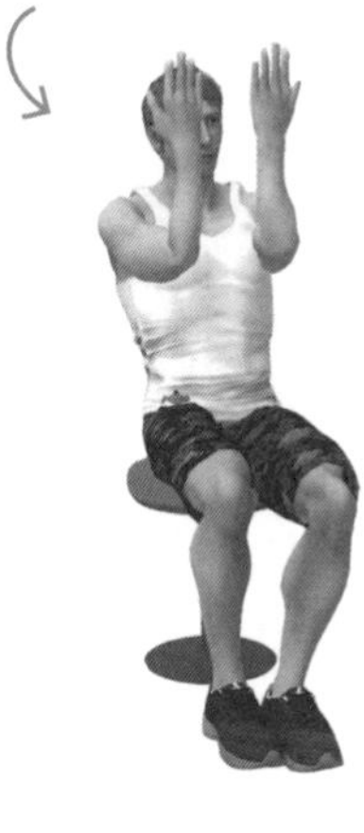

■ **坐姿踢腿：**

藉此動作來強化中心平衡感及手腳肌力。做此動作時，須注意平衡，勿動作太快或太大，以免跌倒發生危險。

步驟1　平坐在椅子，腰桿打直。

步驟2　雙手抬高至與肩同高，以閱兵式手勢前後擺動，雙腳抬腿踏步。

步驟3　保持自然呼吸，不憋氣。

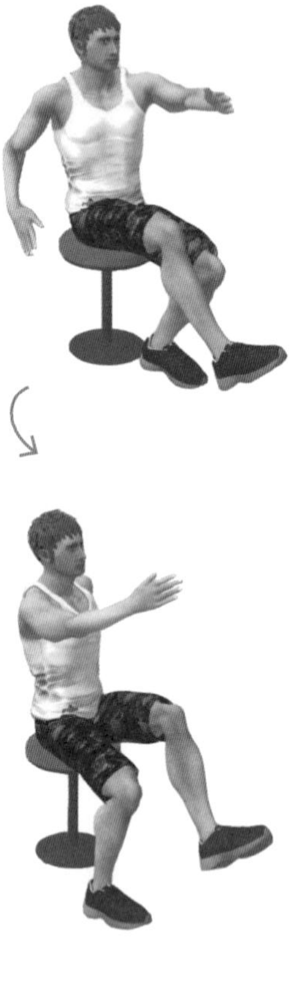

■坐姿舉手交叉：

藉此動作來強化中心平衡感及手背肌力。

步驟1 平坐在椅子，腰桿打直。

步驟2 雙手舉高過頭，左右橫移交叉，雙腳固定。

步驟3 保持自然呼吸，不憋氣。

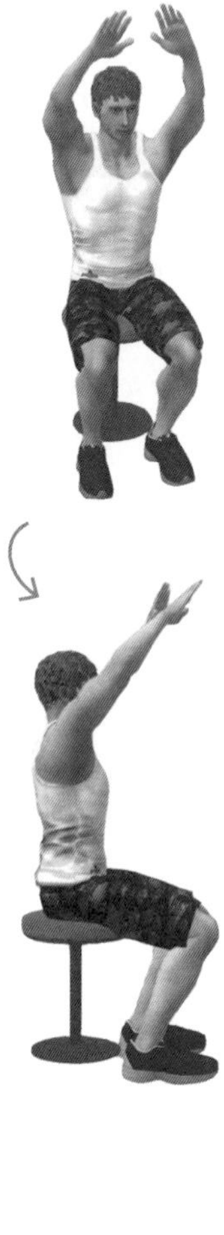

■ **坐姿擺手：**

藉此動作來強化中心平衡感及腹背肌力。

步驟 1 平坐在椅子，腰桿打直。

步驟 2 雙手打開抬高至與肩同高，左右擺動，雙腳自然踏步。

步驟 3 保持自然呼吸，不憋氣。

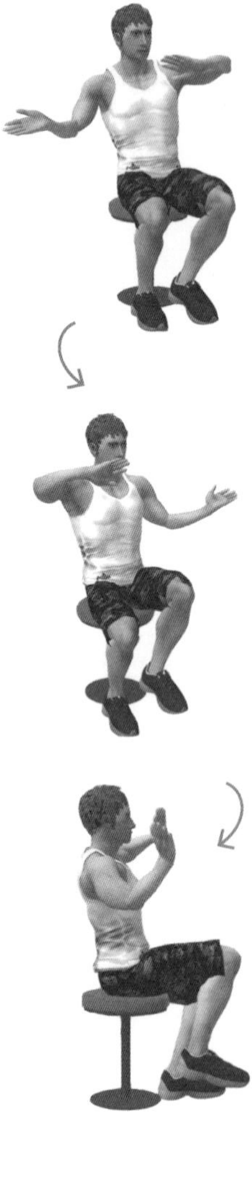

■坐姿繞圈：

藉此動作來強化中心平衡感及手腳肌力。

步驟1 平坐在椅子，腰桿打直。

步驟2 雙手抬高至與肩同高，並向內或向外交替繞圈，雙腳自然踏步。

步驟3 保持自然呼吸，不憋氣。

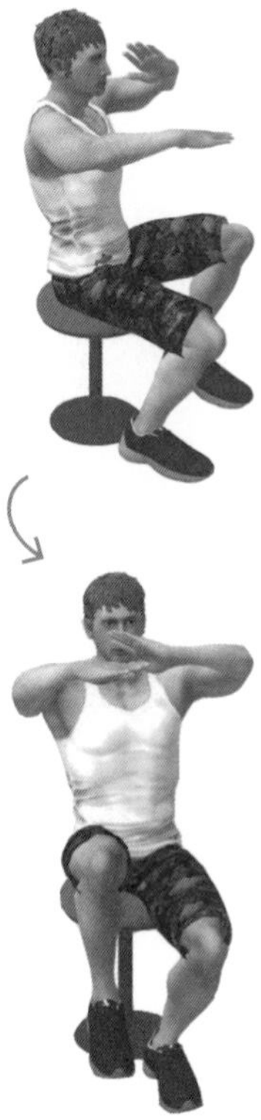

■ **坐姿轉體：**

藉此動作來左右移動力量，來強化核心肌群及腿部肌力。

步驟1 平坐在椅子，腰桿打直。

步驟2 左右手交替抬起至與肩同高，同時移動左右腳重心。

步驟3 雙腳腳尖交替側點地，轉體單手前推。

步驟4 保持自然呼吸，不憋氣。

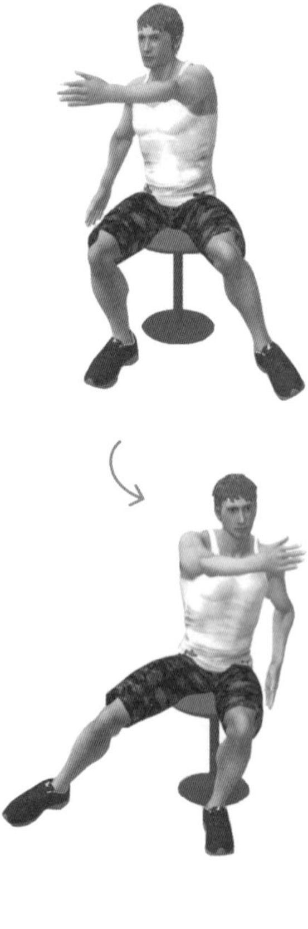

■坐姿踏步：

藉此動作來強化腰部運動力量，並藉抬腿時，增進大腿肌力。

步驟1 平坐在椅子，腰桿打直。

步驟2 雙腳交換踏步，模仿跑步動作，雙手自然擺動。

步驟3 保持自然呼吸，不憋氣。

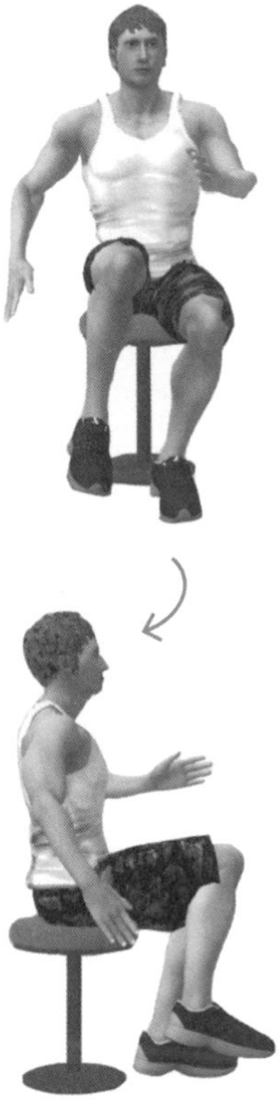

■ **擴胸伸展：**

藉此動作來強化胸部肌力。

步驟1 平坐在椅子，雙手先伸直。

步驟2 雙手在背後交叉，挺起胸部並往後伸展，維持數秒，反覆操作幾次。

步驟3 雙手伸直往後夾，維持數秒。

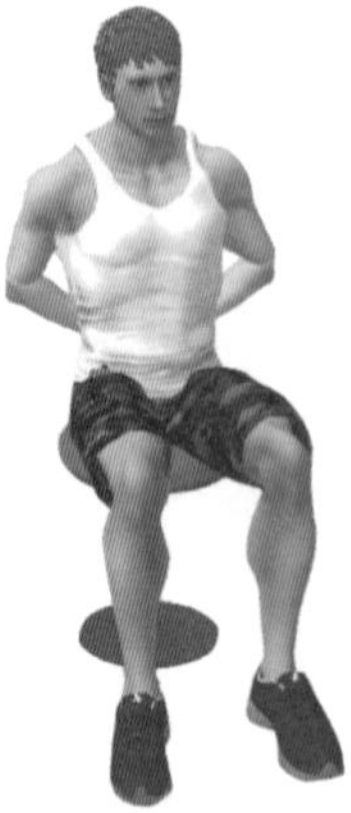

◎以上居家運動練習圖示，為「健身道APP創辦人暨中華民國健身運動協會理事長黃薰隆」授權提供：https://apps.apple.com/tw/app/%E5%81%A5%E8%BA%AB%E9%81%93pro/id1363874376

05

學會登山技巧，爬得更輕鬆

不管是初學者或是病友們，亦或是經常爬山的山友級登山客，都不能輕忽每次登山前的準備，以及登山過程中的狀況。

因為只要稍微不注意，傷害可能會隨時發生，輕則受傷，重則危及生命安全。

站在山頂俯瞰大地，蒼翠的松柏、連綿不絕的山巒、飄渺的雲煙，一路爬上來的辛苦過程，也都隨著這片美麗的風景消散了……。

登頂很有成就感，過程就別提有多痛苦了。在登頂路上，看著其他人走得飛快，再看自己卻氣喘吁吁、腳步越來越重，心中羨慕極了！每次爬山的隔天都會肌肉痠痛，只能躺在床上動彈不得。

想要輕鬆爬山，除了要經常鍛鍊體力之外，你可能還需要一些登山技巧。

登山前的必修課

近幾年，時不時會出現因為不熟悉路況或體力不支，而失足掉落山崖的新聞。登山不比一般的健行，各種地形路況都不是我們平常會遇到的狀況，所以充分掌握登山的基本技巧，是所有登山者的必修課，合理體力分配、小心細節，才不至於發生無法挽回的憾事。

不管是初學者或是病友們，亦或是經常爬山的山友級登山客，都不能輕忽每次登山前的準備，以及登山過程中的狀況，因為只要稍微不注意，傷害可能會隨時發生，輕則受傷，重則危及生命安全。

在此強調的登山基本技巧，乃是一般郊山及中級山的登山基本概念，如要嘗試過夜的重裝路線，請務必有專業領隊陪同，且先完成登山基本訓練才可為之。

◆登山技巧一：步伐運用要點

登山的步伐快慢需依照個人體力適度調節，切勿為了跟上隊伍，而耗盡力氣。一開始就要調整好步伐，而且要從慢步開始，等氣息調好了，再加速前進。

陡坡時，步伐速度放慢；平路時，步伐可加快，藉此維持規律的呼吸吐納。行走時的每一步都要收力，忌諱重踩，上下坡腳部著地均不宜發出聲響，如果長時間用跳躍式下坡，不斷受到身體的力量重震，膝蓋在行走過程，自然容易產生摩擦、擠壓而疼痛，萬一感到膝蓋部分開始疼痛時，可原地休息十五分鐘，待舒緩後再慢步而行。

上坡時，上跨一步後，將膝蓋打直，後腳再跟上，可雙腳同於一個階梯後，再往上走下一步，這是初登者最重要的入門步伐。這樣有助於每步停頓時，可藉機調整呼吸，不會因連續陡升而喘不過氣。太快速提高位能的運動方式，會使呼吸進氧量不足，往往是造成初登者一開始就畏懼爬山的最大因素。

◆登山技巧二：正確的呼吸節奏

運用鼻子吸氣、鼻子或嘴巴吐氣的方式呼吸，切記吸氣時嘴巴需閉合，確保最多氧氣可進入肺部；隨著步伐快慢調整呼吸的節奏，盡量「長吸深吐」將大量的氧氣透過吸氣進入肺泡，使之慢慢擴大，將肺部的含氧量提升到最高狀態，如此就不易氣喘，也就更能輕鬆上登。

如果能運用腹式呼吸法，將氧氣由肺部吸入，再壓進入腹部；吐氣時，同樣運用腹部力量將氧氣往上推，這樣的效果更佳，不過這在爬升時需要快速換氣而較難達到的呼吸方式，初階者則以「鼻吸嘴吐」方式先練習即可！

◆登山技巧三：登山杖使用方式

建議使用一支即可，另一手可在行走山徑時，順應地形拉繩索或是攀樹根。上坡時，登山杖要調整至較平地時短，下坡時要將登山杖伸長。不管是使用登山杖、拉繩或者攀樹幹，都只能借力，絕不可將身體全部重量都依賴在上面，因為這些輔助器材，都可能有折斷的一刻，如果全身力量都加諸於上，後果可是很嚴重的。

簡單地說，平時走路時就需要多練習用腰部，以及身體的核心力量支撐，這樣在遇到瞬間律動時，較能快速恢復平衡。

如果遇到較陡峭的地形需要攀爬時，建議將登山杖收起，置於背包內，移動時，務必遵照「三點不動，一點動」的原則（以雙手雙腳為四個基固點），踩穩三點後，再移動下一步，同時間只能有一個點移動！

登山杖還有打狗趕蛇的功能，蛇類是靠震動感知，所以可用登山杖邊走邊敲擊地面，蛇類感應到了，自然會離開，切勿挑釁攻擊或傷害它；遇到狗群時，只要面對它將登山杖舉高，出聲音嚇阻，狗群自然不敢貿然攻擊。

◆登山技巧四：走山徑交會技巧

有些山區山徑狹小，或是通過無欄杆的橋面時，當迎面有山友走來時，一定要背靠山壁側，停止動作，等候交會，等對方通過再行進。務必「側身」迎向交會的山友，切勿以「背靠背」的方式通過。因為我們往往會忽略背包的厚度，當兩個背包在移動中互相碰撞時，會產生反作用力，這個力量足以將一個成年人彈開數尺遠，這時候，靠邊坡的那位就可能因此被彈落。之前錐麓古道一年之間發生兩起墜崖事件，即屬交會時產生的憾事，千萬不可輕忽！

在登山交會過程中，盡量以靠「山壁者」禮讓「邊坡者」；「上山者」禮讓「下山者」，上山者可稍微喘息，下山者由於有下衝的重力，較難煞車。

◆登山技巧五：注意踩踏要點

山區有些路徑終年潮濕，或是溪流旁的石頭，表面容易附生藻類，這些看似平坦的石頭，上面佈滿墨綠色的藻類，其實是超級濕滑，絕對要避開不要踩踏。下坡時，也不可踩踏圓形石礫，以及直線往下的樹根，這些可能會造成腳掌翻船，或是如溜冰刀似的，直直往下滑而一去不復返。

遇到濕滑地形或高低落差較大時，先要穩定步伐，降低重心，將腳尖向左或向右，整個腳掌採橫向方式，輕步下踏，輕點地面，確認不滑時，再弓起鞋內的腳掌肌肉，穩步踩下。或是先採蹲姿，再將腳往下伸至可踩踏的點，穩步下行。

踩踏時，都要將登山杖向前插入一個穩固的支點，藉由登山杖的支撐力，快步踏向下一步，切記，不可將全身的重量壓在登山杖上，僅可稍微借力，跨越下一步。

◆登山技巧六：穿著排汗功能衣物

爬山時，流汗過多往往是造成抽筋或是疲累的最主要原因。尤其是夏天走郊山時，女山友為了防曬，將全身包得緊緊，這時候如果又穿上棉衫牛仔褲，全身濕透且無法排汗，更會加速體力流失，嚴重時甚至導致中暑或是熱衰竭。

如果有腿部肌肉緊繃時，最好立即補充鹽分，坊間有販售登山專用鹽糖或是鹽粒，都是可減緩抽筋的補充物！同時，記得行進間忌諱補充過多水分，最佳方式是喝一口水後，在嘴裡含著慢慢入喉，因為短時間大量進水，身體無法吸收，反而會隨著汗液流出，同時將身體的電解質大量帶出，進而產生抽筋現象，因此採取小口喝水，分次慢慢補充。

◆登山技巧七：攜帶必備物品

如果你要開始登山，以下物品千萬不可輕忽，它們往往是你的救命工具。除非只是在公園步道散散步，否則只要是進入原始林徑，萬一沒跟上隊伍，一個岔路走偏了，這些都可以讓你在原地等待救援時，保住一線生機。

• 離線地圖：在登山前請先下載離線地圖，目前有許多的APP軟體，提供免費的山林地圖，縱使在沒有訊號的地形，也可引導正確的路線，例如：健行筆記、山林日誌、綠野遊蹤、魯地圖、Hiking book等等，都可以確保你知道往哪裡走，是最近的路線。

• 登山背包：適合的登山背包，除了可負重之外，還可以在滑倒時保護背部脊椎及後腦。

• 手機：除了可進行連絡之外，在無訊號的地方，直接撥打112可求救，也可用離線地圖查看是否走在正確的路跡。

‧飲用水：水是登山一定要準備充裕的必需品，千萬不可因為嫌重而少帶，除了飲用之外，當有傷口時，也可用來清洗，可避免感染。

‧登山杖：登山的必備工具，可以在行走過程成為第三隻腳、舒緩腳步的肌力、輔助通過危險地形、驅趕大自然生物、協助隊友多一個支點平衡。

‧其他物品：頭燈、口糧、衣物、藥包、雨具，這些物品不見得每次都用到，但是需要時，往往是保護我們生命安全的重要物件，不可等閒視之。

◆登山技巧八：良好的路線規劃

沒有領隊嚮導而是自己出發登山時，除了要事先告知家人目的地之外，還要下載離線地圖，同時，出發前一定要有備案路線和撤退路線。山永遠都在，切勿強求一定要摸到三角點，及時撤退才是智者，尤其是冬季日照時間短，往往下午三、四點時，森林裡面已經開始昏暗，若是不熟悉地形，很容易發生危險。

◆登山技巧九：慎選優質領隊

目前有許多地區協會都有定期舉辦各式活動，想要參與登山活動者，務必詢問清楚路線難度，選擇適合自己體力及技能的路線，務必參加有專業嚮導帶領的山友社。現在網路上有許多自組團，僅收取便宜的共乘費用，主揪往往只是告訴你，他們只是揪團，而非領隊或嚮導，請自行投保（保險）。這種團體只是一些老鳥山友，希望透過揪團，多認識一些山友，不一定懂得照顧團友。

他們並不負責你是否有跟上隊伍，或是安全返回出發點，也無登山保險，更不提供飲食或飲水，萬一發生脫隊時，在路線中途遇到叉路，容易偏離而走錯方向，因而迷失，有許多山難就是這樣發生的！建議可就近加入地區性登山社團，其行程均有事先公告，並載明路程距離、需要行走時間、適合哪種等級腳力，而且大多均配有雙領隊，萬一隊員有狀況，前後都有領隊可應付突發狀況。

初步登山者參加這種團，完全沒有保障，建議可以參加公益領隊或有收費、口碑較佳的領隊所帶領的登山團，他們會隨時注意山況、提醒危險、關心隊員，隨機應變，不以「摸到三角點」為主要目的，以每位山友平安回家為最高原則。

正確的登山技巧，不僅可以節省體力，還能避免不必要的危險，掌握登山的密鑰，一起爬上一座座山峰，看盡美景，平安歸來。

（以下可連結至各個登山社團，並列出整季或年度的登山活動，提供參考：https://www.keepon.com.tw/GroupList-1.html）

06

行家私藏路線推薦，一次全收藏！

以下分成初學者、親子同遊，以及有經驗的登山者三種路線，藉著不同的路徑介紹，讓大家除了爬山之外，更可以順道進行城市鄉鎮的旅遊，進一步瞭解台灣的風土民情與歷史文化。

台灣有豐富的山脈資源，遍布北中南和離島，因此登山路線非常多，此篇僅就各種不同特色的步道、山徑或名山，推薦給大家。

但是在出發前，還是要再次提醒，務必做好行前規劃及自我訓練，依照自我能力選擇適合的路線，最好糾集好友或家人一同前往。

首登族出遊路線，步道成首選

針對首次嘗試開始登山健走的山友，建議先以步道為首選，除了考慮氣候之外，步道的難易度也是關鍵因素，這種路線大多是交通易到達之處，而且具有賞景的特色，除了可運動健身之外，還可以愉悅心情，吸收大自然的空氣，達到體內抗氧化循環的目的。在此特選各種地形或季節，適合首登族出遊的路線。

■賞瀑路線

瀑布路線的特色就是以吸收負離子為行程重點，當瀑布衝擊岩石產生的水氣，集合森林中的芬多精，產生的負離子，就是最佳的抗氧化劑，既天然又有效，而且完全免費，歡迎大量採用。

瀑布大多建有步道，如欲親近水域，請注意濕滑及水深危險，務必小心行走。

路線	來回時程	登山口交通	適合季節
內湖內溝溪圓覺瀑布	1小時	大湖公園捷運站	全年
深坑炮仔崙瀑布	30分鐘	開車至深坑炮仔崙產業道路	全年
平溪望谷瀑布	30分鐘	平溪線鐵路望古站	全年
平溪十分瀑布	1.5小時	平溪線鐵路十分站	全年（夏季需撐傘）
石門青山瀑布	1.5小時	開車至北17號線道	全年
三峽滿月圓雲森瀑布	1.5小時	台北客運807三峽線	全年
烏來內洞瀑布	1.5小時	烏來老街轉搭計程車或自行開車	全年
陽明山絹絲瀑布	1.5小時	劍潭捷運站轉搭小15公車	全年
新店銀河洞瀑布	1.5小時	貓空纜車站	全年
汐止秀峰瀑布	1小時	汐止火車站搭乘新北免費公車F911	全年

（以上路線由張睿杰老師整理彙編）

■森林浴步道

森林浴的路線以樹蔭滿佈為特色，大多適合夏日季節，在林蔭下行走為最大享受，除了可吸收芬多精之外，滿山的綠意，都是眼睛的維他命，觀看時不僅讓人心情愉悅，也可以延長眼睛的保固期喔！

如果在夏日行走，注意山林間的蛇類活動，只要謹記敲打地面的方式，彼此互不干擾，將是親近大自然的最高法則。

路線	來回時程	登山口交通	適合季節
陽明山二子坪步道	1小時	二子坪公車站	全年
桃園東眼山步道	2小時	台灣好行大溪至東眼山線	全年
雙溪坪溪古道	1.5小時	開車至雙溪烏山62號	夏天最佳
坪頂古圳步道	2小時	劍潭站轉搭公車小18至聖人瀑布站	全年
桶後越嶺步道	3小時	烏來老街轉搭當地計程車至登山口	全年

平溪石碇子古道	2.5小時	自行開車至平溪石碇子步道口	全年
平湖森林遊樂區步道	2.5小時	自行開車至平湖森林遊樂區停車場	全年
內湖小溪頭步道	1.5小時	自行開車至大崙尾山停車場	全年
內湖大崙頭山棧道	2小時	自行開車至大崙頭山停車場	全年
拉拉山神木群步道	1.5小時	自行開車至拉拉山上巴陵停車場	全年

（以上路線由張睿杰老師整理彙編）

■濱海公園及河濱步道

北部地區的天氣狀況經常不穩定，如果前幾日下過雨，那麼山徑勢必不宜前往攀登，此時可選擇河濱或是濱海路線。這類步道的地面多規劃為木棧道或是水泥地面，縱使微雨也可行走，而且路徑寬闊，撐傘而行也不會造成困擾。

沿河濱或海濱的景致，又和山林有所區別，有時還可賞到不同季節的水鳥，只要規劃好進出的交通接駁，其路線長度絕對可以讓人走到大汗淋漓。

路線	來回時程	登山口交通	適合季節
基隆河河濱步道（台北市段、新北市段、基隆段）	總長度約47公里，建議分段健行。	松山捷運站、五堵火車站、八堵火車站	冬季
新店溪河濱步道	萬華至新店9.2公里	大稻埕水門、公館水門	冬季
淡水河河濱步道	社子島至淡水約19.6公里	關渡捷運站、淡水捷運站	冬季
鼻頭角地質步道	1.5小時	開車至鼻頭角漁港停車場	春秋最佳

麟山鼻海濱步道	1.5小時	開車至石門麟山鼻停車場	春秋最佳
基隆八斗子容軒步道	2小時	可搭深澳線鐵路至海科館站	春秋最佳
淡水海濱步道	1.5小時	淡水捷運站	全年
基隆外木山海濱步道	1.5小時	自行開車至外木山停車場	春秋最佳
野柳岬灣步道	2小時	國光號金山線野柳站	春秋最佳
金山獅頭山海岸線	1.5小時	國光號金山線金山青年活動中心	春秋最佳
南子杏地質步道	1小時	自行開車至南子杏停車場	春秋最佳
深澳象鼻岩步道	1小時	自行開車至深澳漁港停車場	春秋最佳
基隆和平島環島步道	1.5小時	自行開車至和平島公園停車場	春秋最佳

（以上路線由張睿杰老師整理彙編）

■秘境步道

既然稱為秘境，就是因為有其特色，除了山友較少之外，路線的交通必然是需要自行開車居多，甚至有些還必須事先申請才可進入。而且必定要有熟悉路線者帶隊，攜帶的物品亦需參考第二〇三頁登山技巧七的說明，而且也要注意路況，如遇濕滑地形，或需要跨越溪流，請務必小心行走。

路線	來回時程	登山口交通	適合季節
陽明山楓林瀑布	2.5 小時	開車至楓林瀑布登山口（需申請）	全年
牡丹燦光寮古道	2.5 小時	開車至牡丹燦光寮古道入口	全年
金瓜石山尖古道	1 小時	可搭 1062 巴士至金瓜石站	春秋最佳
三芝大屯溪古道	2.5 小時	自行開車至三芝三板橋步道	全年
桃園大溪打鐵寮古道	2.5 小時	自行開車至打鐵寮私人停車場	全年
坪林金瓜寮溪步道	1.5 小時	自行開車至金瓜寮溪步道	春秋最佳
坪林灣潭古道	2.5 小時	自行開車至坪林張家莊露營區	全年

三峽紫微森林步道	2小時	自行開車至三峽行修宮	全年
萬里林市古道	2.5小時	自行開車至富士坪古道入口	全年
三貂嶺幼坑古道	2小時	台鐵三貂嶺站起登，由平溪線大華站返程	全年

（以上路線由張睿杰老師整理彙編）

■特色步道

特色步道在於步道本身的景觀、地形、植被具有季節性或環境性的特色，而且多屬於觀光路線，每當旺季時，遊客勢必蜂擁而至，所以請務必規劃好交通工具，尤其疫情期間，亦須注意人流的接觸，保持好距離，即使在戶外，仍須配戴口罩。

路線	來回時程	登山口交通	適合季節
新竹文林古道（竹林）	2小時	開車至竹東文林古道登山口	全年
新竹鳳崎觀日步道（夕陽）	2小時	開車至新竹鳳崎步道入口	全年
陽明山狗殷勤古道（水圳）	1小時	可搭小19或303至崙仔尾站	全年

楓樹湖古道（賞木蓮花）	2.5小時	自行開車至三芝天元宮	春初
青楓步道（繡球花）	1小時	搭乘128、129、131、小8、小9至竹子湖站	五月
北投風尾步道（賞櫻）	1小時	搭乘129、小8、小9至風尾站	春初
基隆山（九份夜景）	1.5小時	搭乘1062公車至九份	全年
關渡忠義山步道（廟宇）	2小時	搭乘捷運淡水線至忠義站	全年
象山步道（賞煙火）	1小時	捷運信義線象山站	跨年夜
土城桐花公園（賞桐花）	1.5小時	捷運永寧站轉F607至南天母站	四～五月

（以上路線由張睿杰老師整理彙編）

親山步道，朋友小聚、親子同遊最佳選擇

二〇〇七年，台北市政府為提倡全民親子登山風氣，推出「親子親山護照手冊」，選定環繞台北盆地的山系規劃，包括：陽明山系、二格山系、觀音山系、五指山系、南港山系，推出路程較短、登爬較容易的二十條「親子級親山步道」路線。沿途多鋪設階梯或木棧道，適合全家同遊。

同時，在路線中設置打印台，放置各具路線特色的橡皮章及鋼印，供民眾打印蒐集。後來，由於打印設備汰舊，改為自行拓印方式。

但因民眾已習慣使用這些步道路線，因此，這些步道已經成為台北市民登山健行的入門首選路線，亦可成為癌友們挑戰完成的目標。

■ 台北市二十條親山步道表

行政區	編號	親山步道
北投區	1	關渡親山步道
	2	忠義山親山步道
	3	貴子坑親山步道

北投區	4	中正山親山步道
	5	軍艦岩親山步道
士林區	6	天母古道親山步道
	7	坪頂古圳親山步道
	8	大崙頭尾山親山步道
中山區	9	劍潭山親山步道
內湖區	10	金面山親山步道
	11	忠勇山、鯉魚山親山步道
	12	白鷺鷥山、明舉山、康樂山親山步道
南港區	13	更寮古道親山步道
	14	南港山縱走親山步道
	15	麗山橋口親山步道
信義區	16	虎山親山步道
	17	象山親山步道

文山區	18	仙跡岩親山步道
	19	指南宮貓空親山步道
	20	指南茶路親山步道

（資料來源：臺北市政府工務局大地工程處）

從市區到離島，享盡台灣風景之美

西元二〇〇三年，行政院體育委員會為推廣全民登山運動，並結合各地特色景觀，選定各縣市近郊山麓，規劃出一百條較具代表性的郊山，海拔高度由二十公尺到兩千六百六十三公尺，攀登時間由一分鐘到八小時不等，將其命名為「台灣小百岳」。

希望有別於難度較高的三千公尺以上的百岳，藉由較易親近完成的路線，吸引更多民眾愛上山林，親山健體，進一步瞭解台灣的風土民情與歷史文化。

同時，將每年九九重陽節之前一個週六，訂為「全國登山日」，並於該日在全國各縣市同步舉辦登山活動。癌友們可以城市為單位，配合專業領隊，安排規劃適合體力的行程，完成人生的小百岳，盡情體驗台灣山林之美。

■全台一百條台灣小百岳列表

編號	縣市別	鄉鎮區	山名	別名	海拔（M）
1	台北市	北投區	大屯山		1092
2	台北市	北投區	七星山		1120
3	基隆市	安樂區	大武崙山	砲台山	231
4	基隆市	中正區	槓子寮山		162
5	新北市	八里區	觀音山	硬漢嶺	616
6	新北市	瑞芳區	基隆山	大肚美人山	587
7	基隆市	仁愛區	紅淡山		208
8	台北市	內湖區	大崙頭山		476
9	台北市	士林區	劍潭山		152
10	新北市	平溪區	五分山		757
11	基隆市	七堵區	姜子寮山	三角架山	729
12	新北市	汐止區	汐止大尖山		460
13	台北市	南港區	南港山		374

14	新北市	深坑區	土庫岳	大坪山	389
15	新北市	樹林區	大棟山		405
16	新北市	中和區	南勢角山	風爐塞山	302
17	台北市	文山區	二格山	石尖山	678
18	新北市	土城區	天上山	皇帝山	430
19	新北市	三峽區	鳶山		321
20	新北市	新店區	獅仔頭山		858
21	桃園市	大溪區	金面山	鳥嘴尖	667
22	桃園市	復興區	東眼山		1212
23	桃園市	大溪區	溪洲山		577
24	桃園市	龍潭區	石門山	小竹坑山	551
25	新竹縣	關西鎮	石牛山		671
26	新竹市		18尖山		132
27	新竹縣	芎林鄉	飛鳳山		462
28	新竹縣	尖石鄉	李崠山	李棟山	1914

29	新竹縣	峨嵋鄉	獅頭山		492
30	新竹縣	北埔鄉	五指山		1062
31	新竹縣	五峰鄉	鵝公髻山		1579
32	苗栗縣	南庄鄉	向天湖山		1146
33	苗栗縣	獅潭鄉	仙山	紅毛館山	967
34	苗栗縣	南庄鄉	加里山	加里仙山	2220
35	苗栗縣	三義鄉	火炎山		602
36	苗栗縣	三義鄉	關刀山		889
37	苗栗縣	泰安鄉	馬那邦山	馬拉邦山	1407
38	台中市	大甲區	鐵砧山		236
39	台中市	和平區	稍來山		2307
40	台中市	潭子區	聚興山		500
41	台中市	北屯區	頭嵙山		859
42	台中市	北屯區	南觀音山		318
43	台中市	太平區	三汀山		480

44	台中市	新社區	暗影山	酒桶山	997
45	南投縣	國姓鄉	大橫屏山		1206
46	台中市	霧峰區	阿罩霧山		249
47	南投縣	國姓鄉	九份二山		1174
48	彰化縣	社頭鄉	橫山		443
49	南投縣	魚池鄉	貓囒山		1016
50	南投縣	集集鎮	集集大山		1392
51	南投縣	名間鄉	松柏坑山	松柏嶺	430
52	南投縣	魚池鄉	後尖山		1008
53	南投縣	鹿谷鄉	鳳凰山		1698
54	南投縣	鹿谷鄉	金柑樹山		2091
55	雲林縣	古坑鄉	石壁山		1751
56	雲林縣	古坑鄉	雲嘉大尖山		1299
57	嘉義縣	梅山鄉	梨子腳山	祝壽山	1176
58	嘉義縣	竹崎鄉	獨立山		840

59	嘉義縣	阿里山	大塔山		2663
60	嘉義縣	阿里山	大凍山	糞箕山	1976
61	嘉義縣	番路鄉	大湖尖山		1313
62	嘉義市		紅毛埤山		150
63	台南市	白河區	大凍山	凍頭山	1241
64	台南市	東山區	崁頭山		841
65	嘉義縣	大埔鄉	三腳南山		1187
66	高雄市	甲仙鄉	西阿里關山	小林山	973
67	台南市	楠西區	竹子尖山		1110
68	高雄市	桃源區	東藤枝山		1806
69	高雄市	甲仙區	白雲山	廓亭山	1044
70	台南市	南化區	烏山嶺	烏山步道	799
71	高雄市	茂林區	鳴海山		1411
72	高雄市	旗山區	旗尾山		390
73	屏東縣	高樹鄉	尾寮山		1427

74	高雄市	阿蓮區	大崗山		312
75	高雄市	大社區	觀音山		177
76	屏東縣	瑪家鄉	笠頂山		659
77	高雄市	鼓山區	壽山	柴山	355
78	屏東縣	來義鄉	棚集山		899
79	屏東縣	獅子鄉	女乃山		804
80	屏東縣	牡丹鄉	里龍山	里瀧山	1062
81	屏東縣	滿洲鄉	萬里得山		522
82	宜蘭縣	頭城鎮	灣坑頭山		616
83	宜蘭縣	礁溪鄉	三角崙山		1029
84	宜蘭縣	礁溪鄉	鵲子山	鴻子山	679
85	宜蘭縣	大同鄉	三星山		2352
86	花蓮縣	秀林鄉	祖輪山		1599
87	花蓮縣	秀林鄉	立霧山		1274
88	花蓮縣	吉安鄉	初音山		906

89	花蓮縣	壽豐鄉	鯉魚山		601
90	花蓮縣	壽豐鄉	月眉山		614
91	花蓮縣	豐濱鄉	八里灣山	貓公富士山	924
92	花蓮縣	富里鄉	萬人山		886
93	台東縣	東河鄉	都蘭山	都巒山	1190
94	台東縣	太麻里	太麻里山	金針山	1340
95	台東縣	大武鄉	加奈美山		780
96	台東縣	大武鄉	巴塱衛山		614
97	台東縣	蘭嶼	紅頭山		552
98	連江縣	馬祖	雲台山		248
99	金門縣		太武山		253
100	澎湖縣	馬公市	蛇頭山		20

（資料來源：台北市山岳協會 2022.6.17 查詢）

附錄一

走訪山林，領受沒有副作用的藥方

01

開啟「森」度之旅，山林的療癒功能

森林浴是透過視覺、聽覺、嗅覺和觸覺與大自然連結，使人全心全意投入這一場森林體驗之中，進而真正啟動森林「療癒」之旅。

文・圖／張睿杰

生病後，病友的生活往往因為藥物影響，造成全面性衝擊。

近幾年，癌症發生率不斷上升，若想延長病人存活期，提升癌友的生活品質，則有賴漸進的運動方式，協助增強體力，是病人花費最少能量、金錢，進而恢復生活品質的好辦法。

大自然，一帖無副作用的良藥

許多愛好戶外運動的外國友人經常讚嘆：「從現代化的高樓大廈出發，搭捷運只要半小時，就可以爬山，不僅步道設施相當完善，還可以泡湯、用餐、交通，完全到位，台灣根本就是山林愛好者的天堂！」

台灣的山林面積占了國土的百分之七十

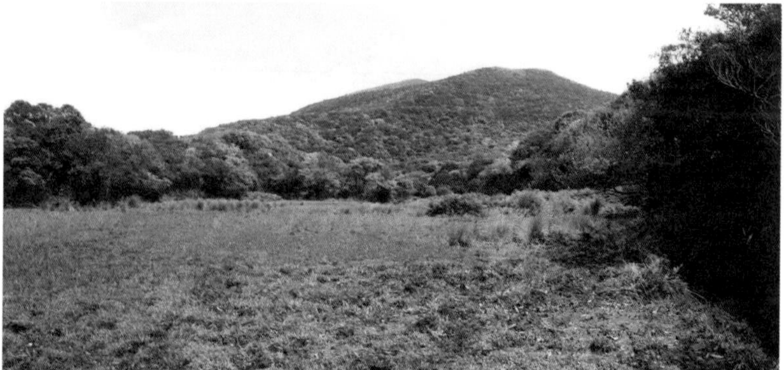

翠翠谷，屬於保護區，需要事先申請。

左右，三千公尺以上的高山就有兩百六十八座，另外還有無數座的中級山（一千五百至兩千九百九十九公尺）和鄰近市區的郊山（一千五百公尺以下），擁有如此豐富的自然森林資源，我們怎麼可以浪費老天爺賜予的瑰寶呢？

國外專家學者已經有多項研究指出，大自然對於人類的療癒能力，不管是生理或心理上，都具有難以言喻的神奇魔力。

如果你曾經飽受病痛之苦，或是舊疾纏身，正在接受長期治療而身心俱疲，看遍群醫卻找不著病因，那麼不妨和我們一起走進「山林療癒」的奇幻魔力吧！

沉浸在大自然之中，無須擔心費用，也不用在意時間，這是一帖無副作用的良藥！

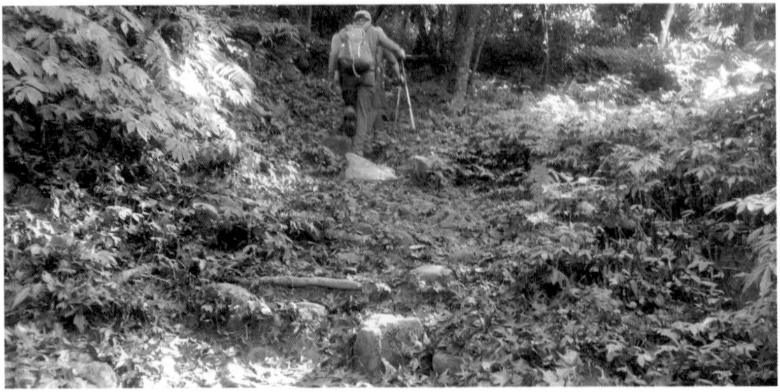

馬拉邦山，這裡的楓葉真的紅得夠美。

五感體驗，紓解壓力

「樹葉的觸感是怎樣的？」、「躺在石頭上是什麼感覺？」、「微風掠過時，又會發出什麼聲音？」

小時候對於大自然充滿好奇，然而不知道從何時起，我們對大自然已經感到陌生，甚至只專注在眼前方正的螢幕裡？

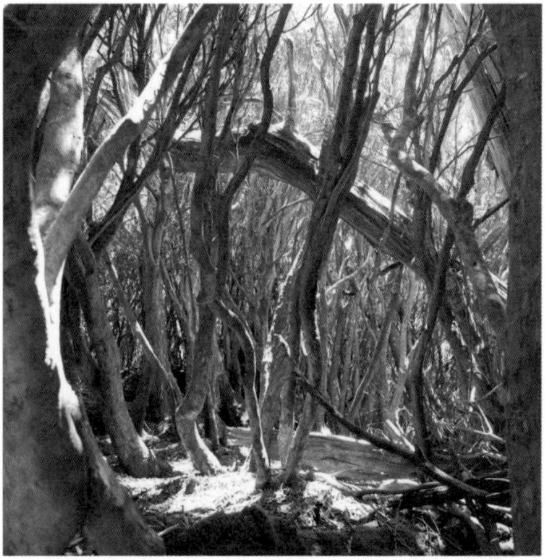

塔曼山，有魔幻森林之美名。

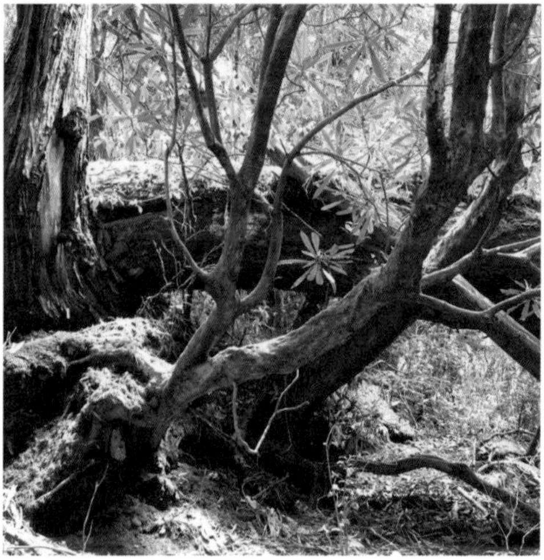

塔曼山，新北市最高峰。

山林是大自然賜予人類最大的恩賜，比起面積浩闊的大海，高山和林地給予我們身體更多樣化的感受，透過這些原始的接觸體驗，可以察覺到身體產生的各式各樣變化，最重要的是，對於內心具有更深層的影響。

古今作家會運用各種詞句精闢地描繪出自然風景：傾聽天籟的氣息聲、吱吱的鳥鳴、潺潺的流水、颯颯的樹叢；有時更是要我們細細品味身邊萬物：呼吸青草的芳馨、摸摸岩石上的柔軟青苔，或是感受擁抱粗糙的樹幹……。

套句現代人的用語：「這就是所謂的『森林浴』吧！」

「森林浴」一詞，由日本林野廳長秋山智英先生於一九八二年所創，當時因科技熱潮導致生活步調變得緊湊，工作時間無形中拉長，甚至沒有休息可言，各種壓力產生副作用，誘發憂鬱、注意力分散，以及各種身體痛症。因此，他認為日本大眾需要藉由大自然療癒身心，紓解生活壓力，於是開始推廣「森林浴」國家健康計劃。

很多人會誤把森林浴當作是戶外踏青或是健行、登山。事實上，森林浴是透過視覺、聽覺、嗅覺和觸覺與大自然連結，使人全心全意投入這場森林體驗之中，進而真正啟動森林的「療癒」之旅，而不只是單純的郊遊。

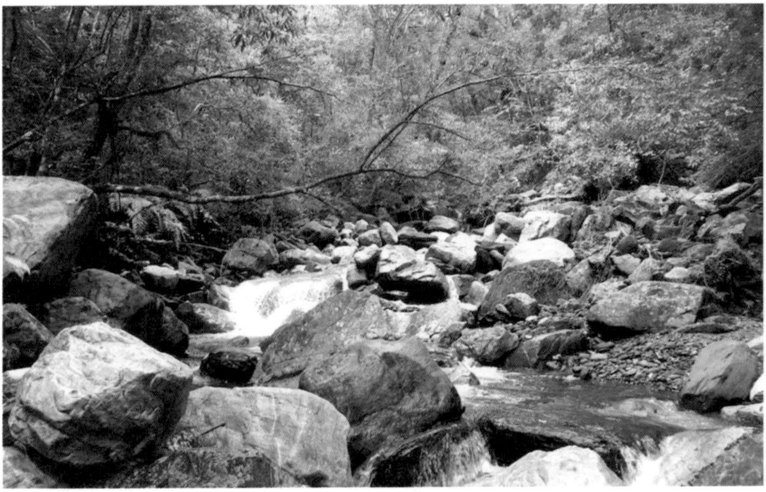

司馬庫斯，傾聽天籟的氣息聲、吱吱的鳥鳴、潺潺的流水、颯颯的樹叢。

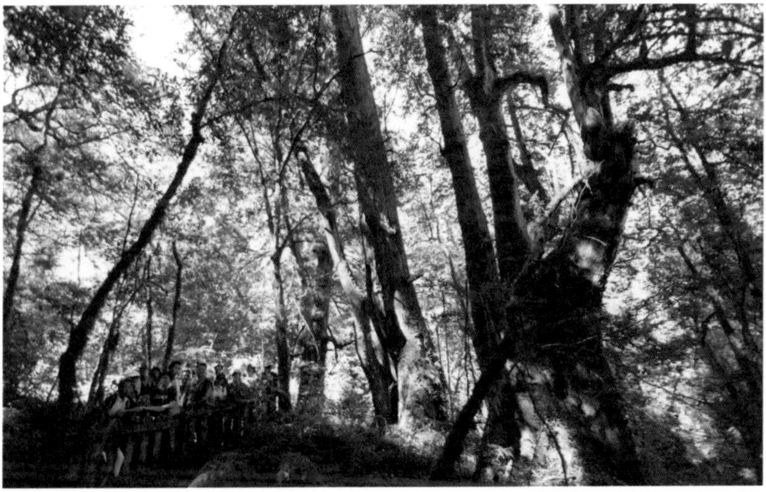

司馬庫斯，被上帝遺忘的部落。

透過森林浴體驗活動，促使大家放下日常瑣事，拋開煩惱，全身的感官都集中在大自然帶給我們的感受上，嗅一嗅清新的空氣、聽一聽潺潺流水聲，以及雀鳥鳴聲合唱、感受微風掠過肌膚時的觸感……，細細感應自然界的韻律。

心靈舒暢了，身體更加輕鬆愉快

自從二〇二〇年新冠疫情（COVID-19）肆虐至今，大家無法像往常一樣出國旅遊散心，因此國內成為旅遊的唯一選擇，爬山更是熱門的活動選項。

當我們行走在山林之間，收穫美景的同時，還能鍛鍊身體，放鬆了因病痛積累已久的壓力。

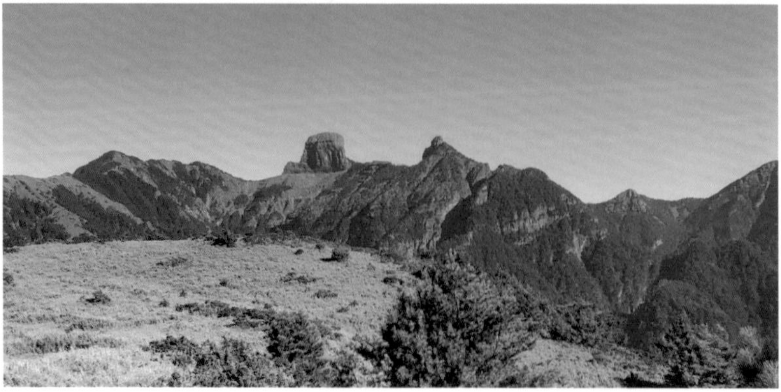

大小霸尖山，回頭再望。

除了一般的戶外活動外，還有結合心靈與山林的靜坐冥想與禪修，能將自我最深層的本性與感官，與大自然互為融合，並藉此力量，撫慰受傷的心靈、填補心理的空洞，重新產生自信的滿足感、人生有了重新醒悟，進而提升自己對生活的適應力和免疫力。

在我帶隊的經驗中，儘管有些人十分排斥戶外蚊蟲滋擾的環境，抑或是為了美白而不願曝曬在豔陽之下，也有只是為了應付公司或家庭團體活動而不得不參加。然而，經過專業嚮導領隊的帶領解說之下，才真正體驗到大自然的奧妙與美麗，並開始享受這段旅程。

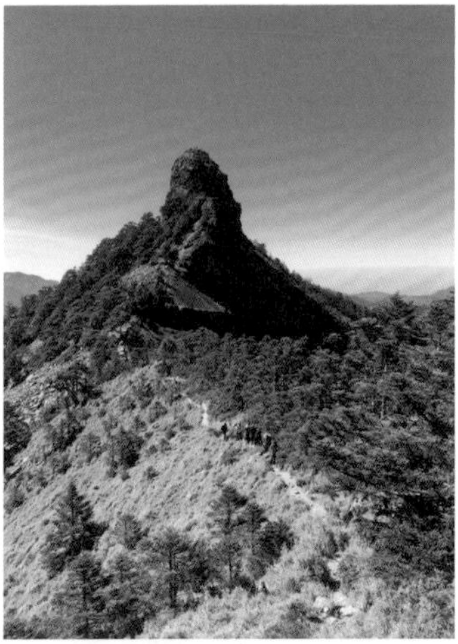

小霸尖山，就是比大霸小一點。

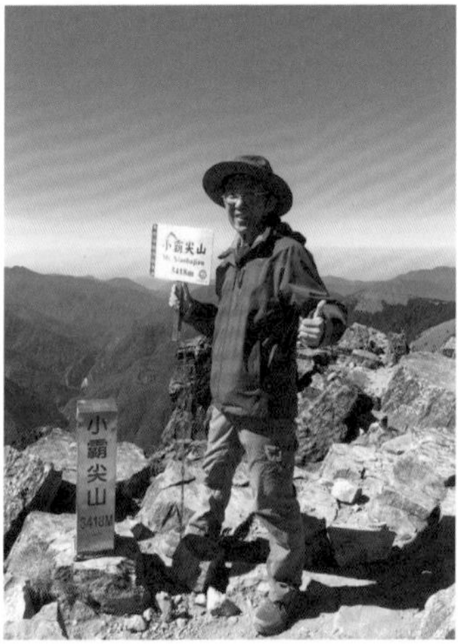

小霸尖山，可以登頂，但須小心上攀。

根據研究發現，親近大自然會幫助人們轉化負面情緒，減少身心不適的感受，對於人事物的看法也會發生正向的轉變。因為在登山的過程中，彼此互相幫助，能夠建立更多元化的交流（人與人、人與自然）。

從行程開始的徒步、中途停留的樹景植被解說、山澗溪流的涉越、奇岩異石的攀臨，到最後回到接近生活的環境中，坐下來共進餐食、一起品茗，或是來杯濾掛咖啡，將這次旅程的喜樂點滴帶回日常生活，再將此氛圍延伸至家庭中，進而提升生活品質。

透過接近大自然，感受到一份舒暢與開闊，身體自然也會輕鬆又快活，這便是山林帶來的無形療癒力量！

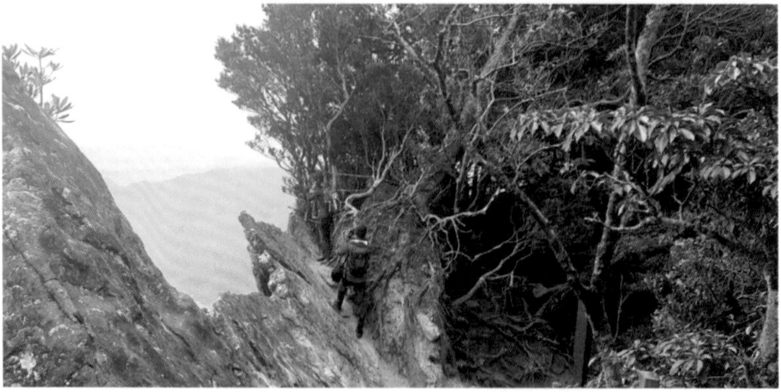

北得拉曼山的迴音谷，在此吶喊可以聽到山的回應！

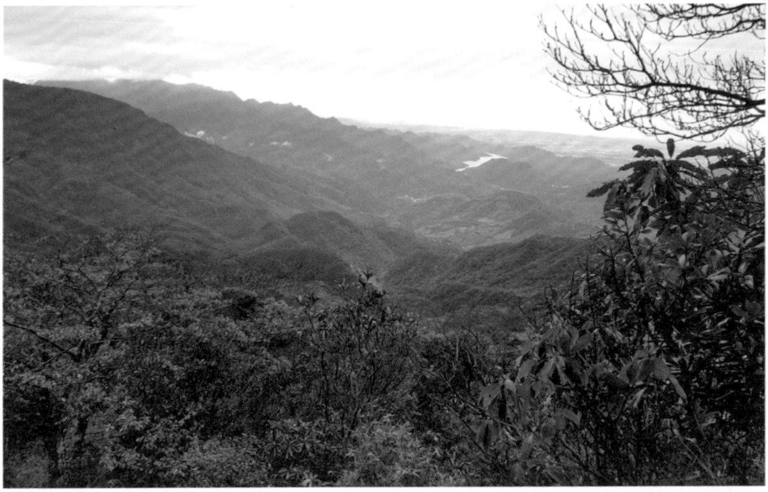

北插天山，美景絕美峻麗。

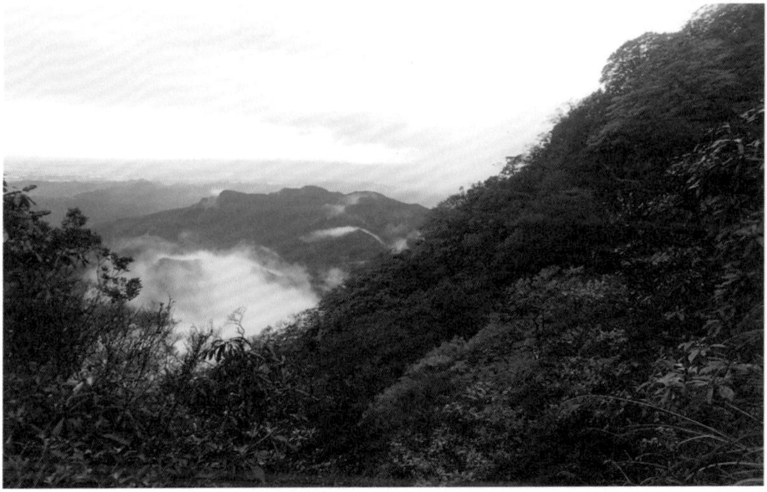

接近大自然，感受到一份舒暢與開闊，帶來無形療癒力量。

02 面對癌症，大自然是最好的良藥

山林具有平衡身心、療癒情緒的神奇力量，亦可活化五感，有助於緩解焦慮、轉化負面情緒，對患者積極面對治療、重新樹立生活的信心，十分有助益。

文・圖／張睿杰

許多患者在得知罹癌的消息時，都會經歷「不相信自己罹癌」的否定期、「埋怨上天不公」的憤怒期，最後好不容易接受罹癌的事實，一邊經歷手術、治療副作用的痛苦，一邊擔心病情惡化而引發焦慮、害怕的情緒，導致失眠、食慾不振、憂鬱等症狀。

研究發現，山林可以活化五感，有助緩解焦慮、轉化負面情緒，帶給患者面對治療的勇氣，以及重新樹立生活的信心。

綠色，是山林給的視覺紓壓

美國醫學專家曾經針對術後患者進行研究，與其讓病人待在一片白茫茫的病房，不如提供一片可以望見綠色植被的窗景，發現到對於止痛劑的需求，還能有著顯著降低，

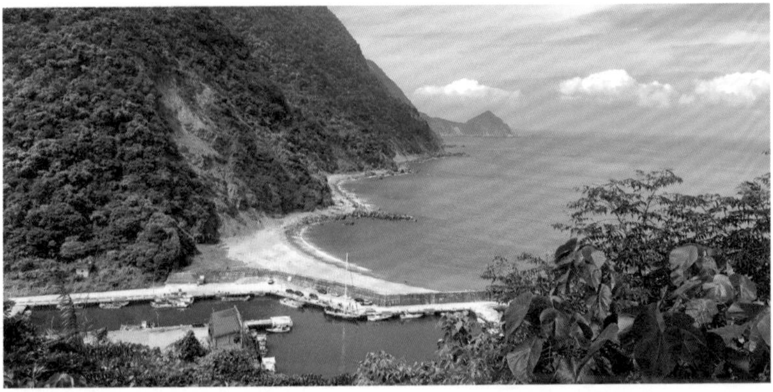

朝陽國家步道，東部的海景是世界無敵！

病況恢復也比較快。同時，因術後引起的疼痛、嘔吐併發症狀，也會減少。

「多看綠色植物，可以保護眼睛！」相信許多人都聽過這個說法。綠色植物對於視力的助益，已經是公認的事實，「綠色」也是讓人感到平靜和舒適的顏色。因為綠色的光波長五百五十奈米，而人眼所能見到的光學譜範圍，落在四百到七百奈米，對於人體的神經系統、大腦皮層和眼睛的對焦系統來說，相當於「休息」的狀態，有益於鎮靜神經、明眸亮眼、放鬆睫狀肌，並減少眼部刺激的效果。

相比起其他綠色物件，綠色植物對保護眼睛最有效用，這是因為綠色植物除了有以上功效之外，樹木、花草的綠色還可以吸收

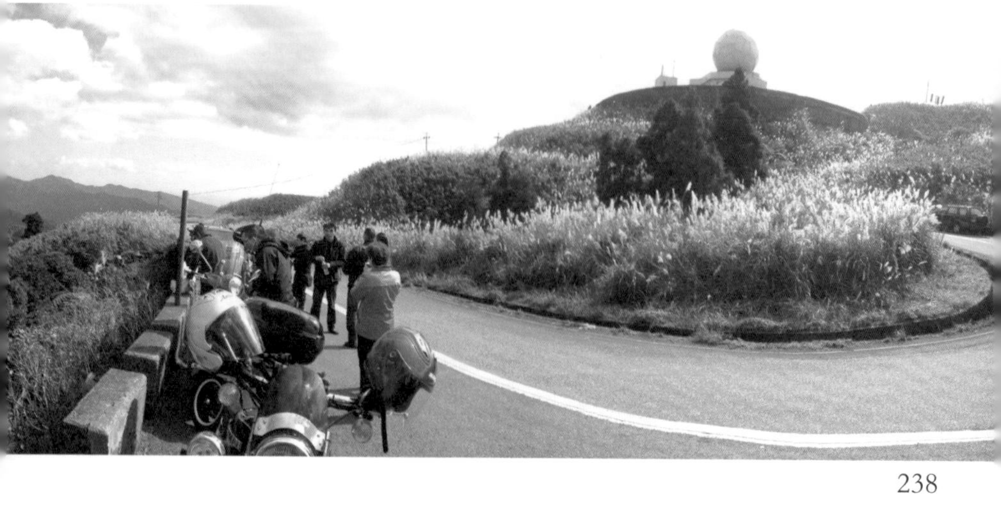

對眼睛有害的紫外線，從而消除眼睛疲勞。

不過值得注意的是，多看綠色能夠護眼的說法，其實只說對了一半，當我們「近距離」觀看綠色物品，對眼睛也沒有益處，而是要「遠眺」大自然景物，才可以實際解決眼睛疲勞。

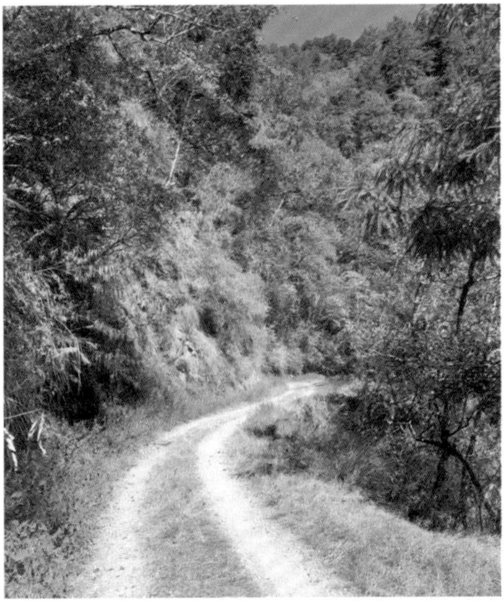

前往大霸尖山，須先完成大鹿林道東段 17 公里，再開始 4.5 公里的爬升山徑。

大屯山，與面天山向天山和小觀音山遙望。

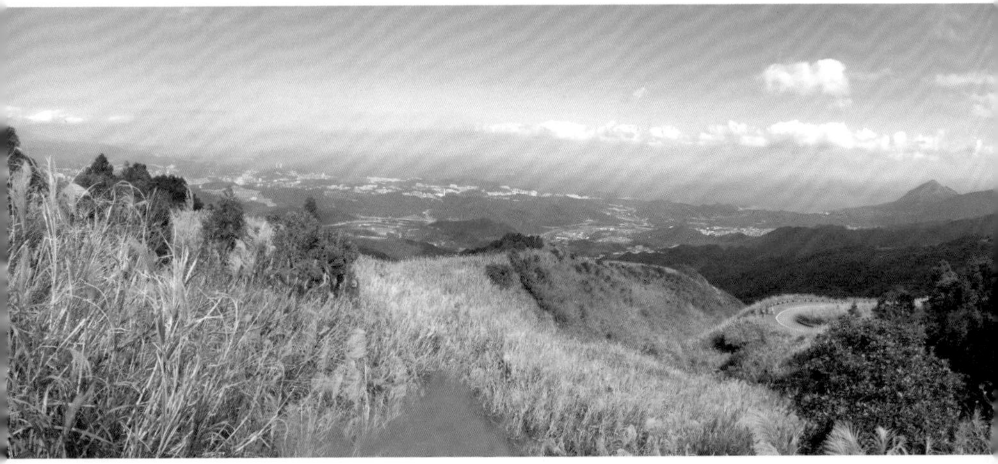

鳥叫蟬鳴交響樂，山林給的聽覺饗宴

進入山林，最令人感到震撼的，無非是平常很難聽到的蟲鳴鳥叫，夏日的震耳蟬聲、溪水的淙淙流水聲，以及瀑布拍打岩石，有如交響樂章般的旋律，常常令人沉醉其中。

如果你走入竹林中，那嘎吱嘎吱作響的竹枝碰撞聲，彷彿山中精靈與你對話；還有來無影去無蹤的山羌，像小鹿般的可愛身形，卻有如狗吠般的叫聲，而山中獼猴的吼叫打鬥聲，更是讓人聯想其可愛的模樣。

例如，玉山攻頂前往主北峰的叉路口，名曰「風口」，受到長年受地形的影響，一年四季的風勢各有不同，發出的呼嘯聲也是不同，有時溫柔如呢喃，有時輕快如口哨、更有時猛烈如狂吼，這一切的聽覺驚喜，都會是人生中曼妙的音樂饗宴，只有親自走進山林，才能有完整的體會。

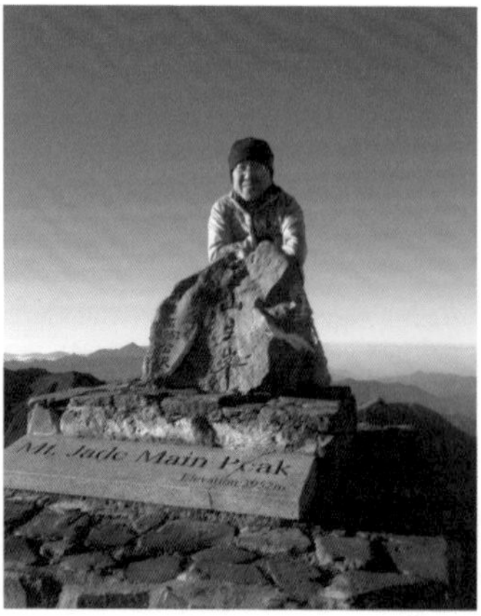

玉山主峰。

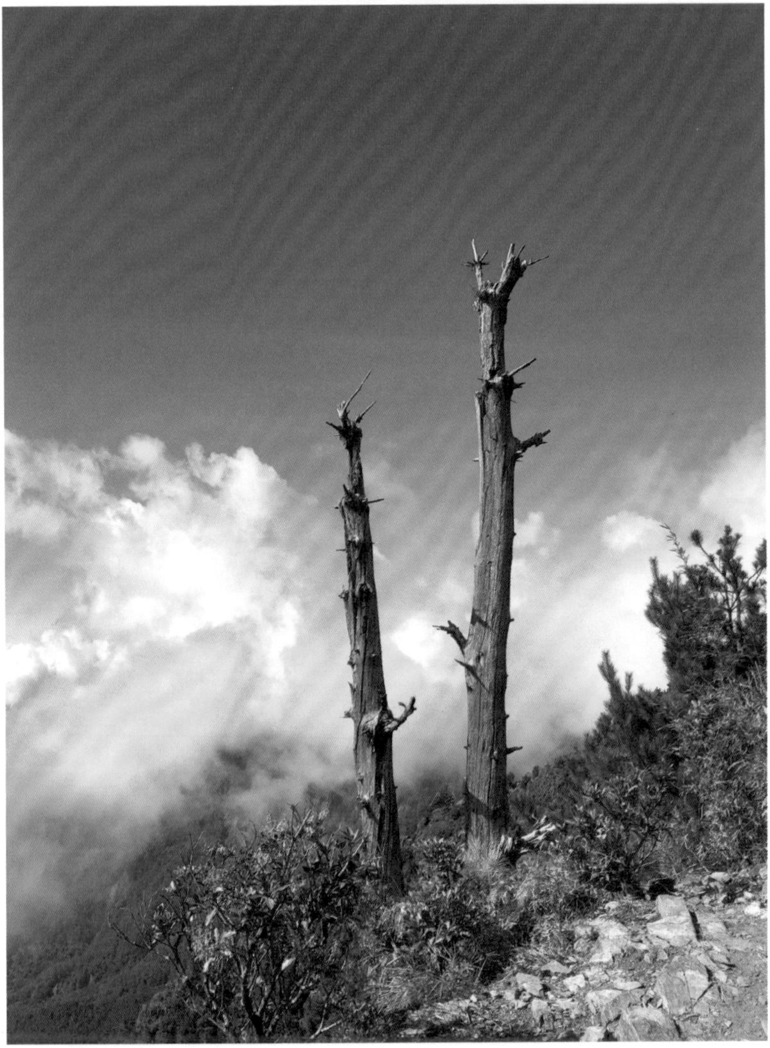

玉山，登高望遠，雲霧繚繞，感受山林的五感饗宴。

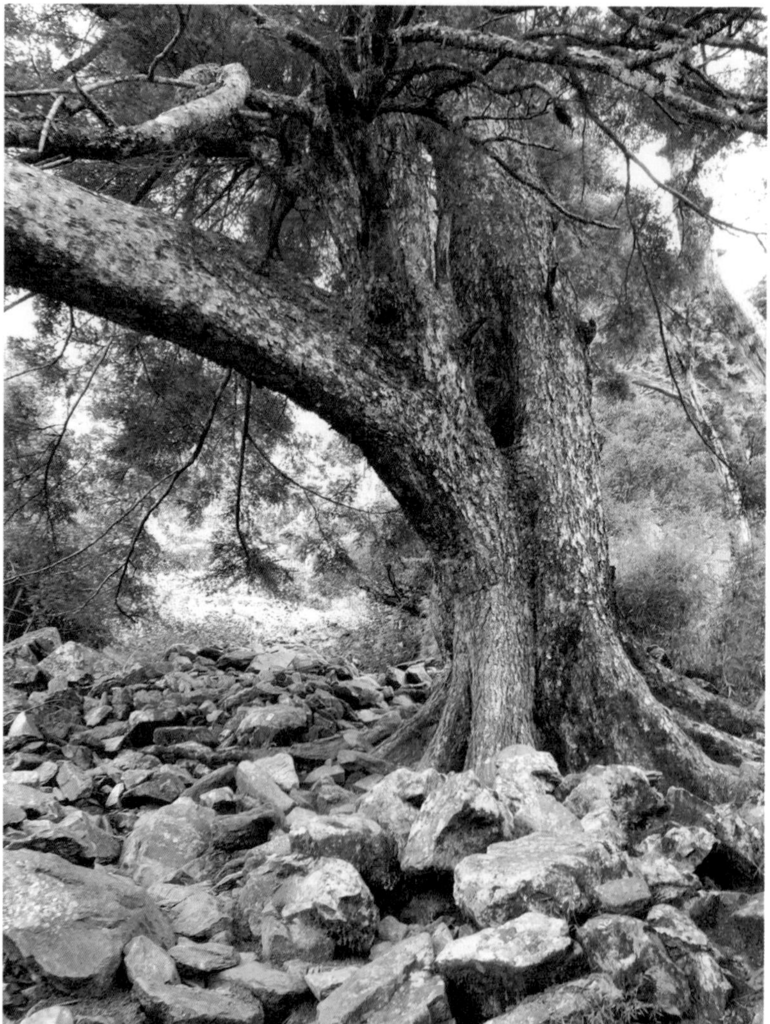

玉山前峰，有名的石瀑。

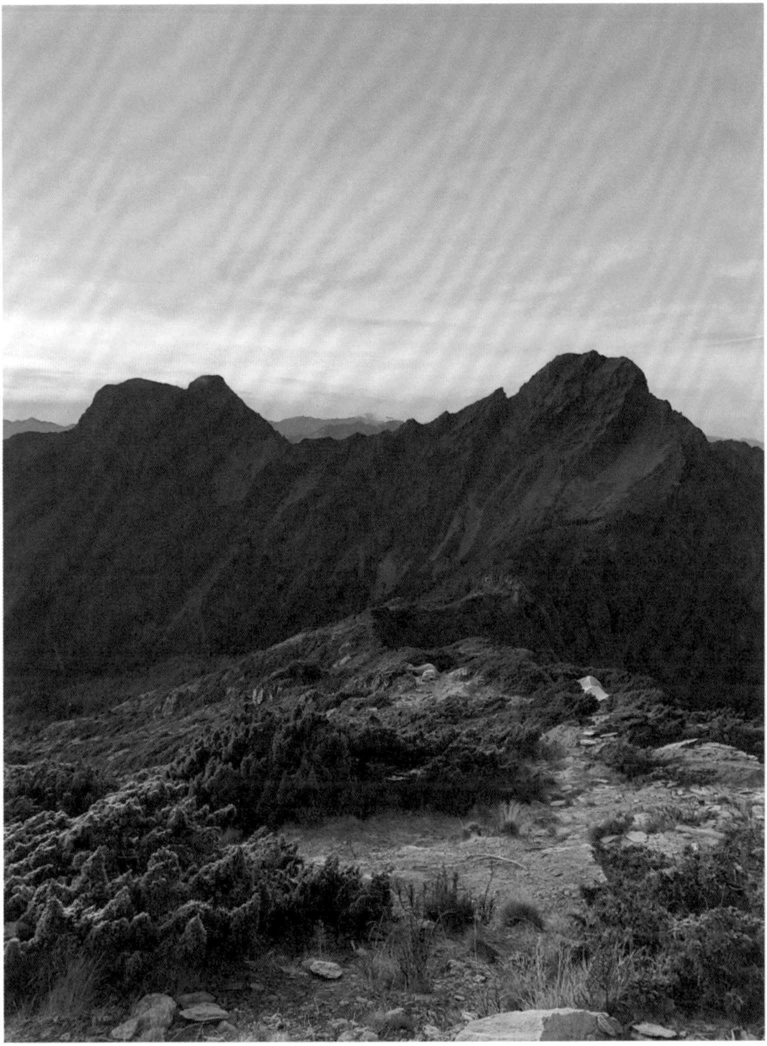

玉山主峰，回看一片斑斕。

進入山林還有一個聽覺的饗宴更是不可忽略，那就隊友之間的呼喚與交談，領隊遇到高處倒木，會呼喊一聲：「小心頭！」遇到濕滑地形，也會叮嚀一句：「小心地滑！」尤其是大家最想聽到的一句話：「攻頂了！」更是搏得群體的歡呼。這些溫馨的提醒與鼓舞，讓每位山友產生無比的安定感。

走著走著便聊起上一趟旅程的趣事，再一次還原當時的情景，或者因述說者的生動演譯，比原創者更加精彩，總會惹得大家笑聲連連。

有時走到開闊山林空谷之邊，吶喊幾聲，迴音餘蕩，彷彿在與山神對話，這時將全身的壓力盡情釋放，身體的熱度油然自生，全身細胞好像得到神啟的力量，猶如鳳凰浴火重生。

沁涼心脾的空氣，是山林給的嗅覺薰香

山林中富含增加免疫力的芬多精、素有「空氣維他命」之稱的負離子，以及大量的新鮮氧氣，這「三寶」經過多位科學家證實，除了在生理上有諸多好處之外，對於心理方面，更是有助於交感神經調節，有效紓解生活中的壓力。

日本曾做過一項研究，讓受測者分別處於都市與森林兩種環境，研究結果顯示，

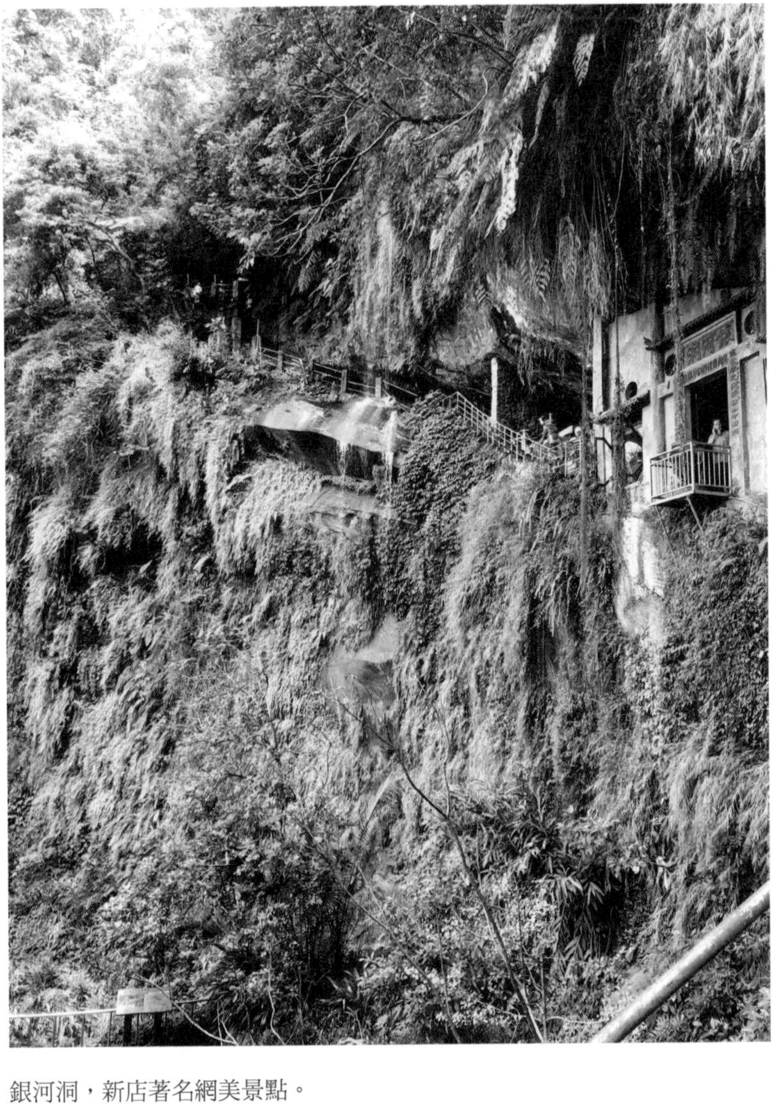

銀河洞，新店著名網美景點。

身處於森林環境受測者的舒張壓與脈搏率數值，都明顯比在都市環境的受測者低，也驗證了山林有助於舒緩人們的身心壓力。

另外，還有研究表明，森林內的芬多精可以活化免疫系統的殺手細胞，進而提升免疫力，有助於癌症病人的專注力和康復力。

台灣本土專家發現，不同樹種的森林芬多精不盡相同，例如針葉林的芬多精主要以有「舒緩焦慮、安定睡眠、止痛效果」的檸檬烯為主；而闊葉林則是以「安定情緒與放鬆」的芳樟醇居多，這些都是抗氧化的天然絕佳藥帖。

樹木神奇軀幹表面，山林的觸覺療癒

除了視覺、聽覺享受之外，擁有最強烈的體感，莫過於人體最大的器官——皮膚了！

每當炎炎的豔陽夏日，坐在山林中的樹蔭之下，山風一來，全身涼爽，比起名牌冷氣，毫不遜色。竹林裡，翠綠滑溜涼爽的竹幹，經過山友不斷抓握之後，更顯其滑翠，遠超過絲綢的柔細，以及冰柱的沁涼，每每經過時，總喜歡將熱呼呼的臉龐貼上去，「吱」的一聲，立即暑氣全消，涼爽無比。

還有，百年老樹的空靈仙氣，粗壯堅硬的軀幹，樹皮表面各有不同的呈現，有的猶如磐石般的堅硬，有的則光滑如鏡面，經過時摸一摸它、抱一抱它，耳朵貼近它，感受其百年風華錘鍊精華，總讓人有寧靜心神的安全感；更有柔軟的松針地毯，

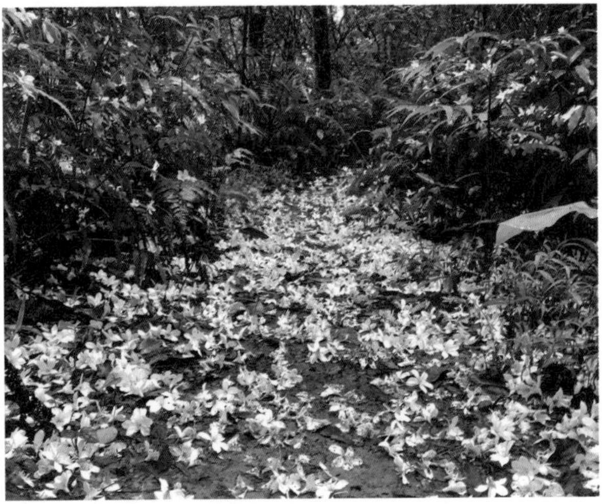

五寮尖，美麗桐花鋪滿山路。

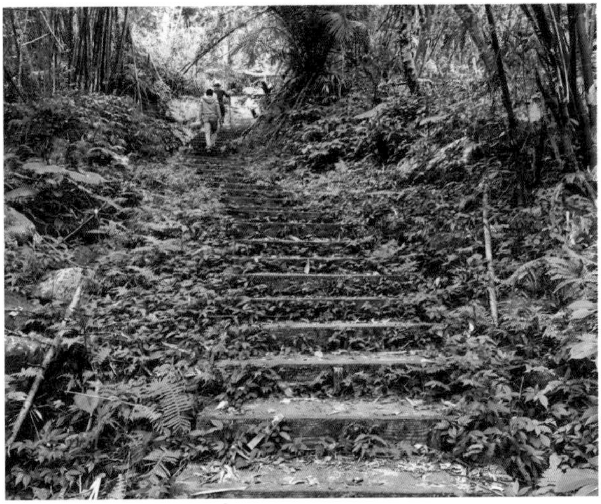

南坪古道，回程可接往馬胎古道繞回內灣。

經過多年不斷的堆積，猶如多層次的彈簧墊，踏起來輕盈富彈力，像極了太空漫步的無重力負擔，而綠色絨毛般的綠植苔癬，更似嬰兒肌膚般的柔嫩觸感，輕輕接觸，立即回想起當時抱著自己小孩時的美好記憶。

夏日浸泡在清涼的山泉溪澗，洗手泡腳下溪床，搭配一杯冷飲和沁涼山風，絕對是神仙級的享受；冬日則有蘊含各種礦物質的野溪溫泉，更是在寒冷冬天裡最暢快的體驗！

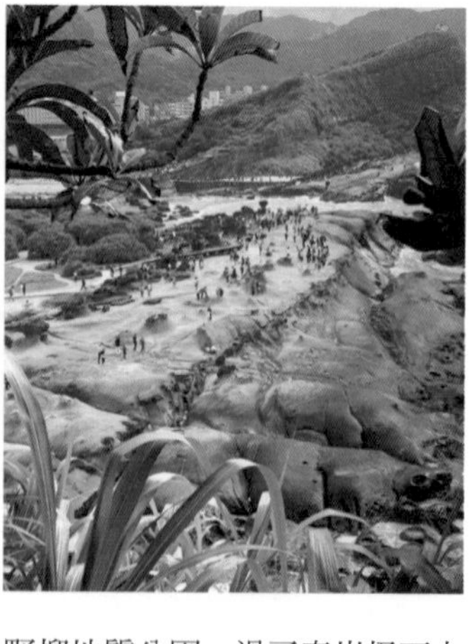

野柳地質公園，過了奇岩怪石之後，要再往海岸線前行。

當然，大自然裡必然有各式各樣的物種，會去保護自己不被人類侵害，例如樣貌平常的綠色植物「咬人貓」，只要輕輕一碰，葉面的細絨毛般針刺，皮膚立即感受灼熱及疼痛，往往要大半天才能消退；還有滿布針刺的黃藤，更是山林常遇見的物種，經常一個轉身，就被其千針萬刺攻擊，只能輕輕拔刺，狼狽逃離，卻也因此常成為山友間彼此最深刻的記憶話題。

山林野宴，真切難忘的味覺饗宴

大自然賜予我們非常多元化的資源，山林中盡是可食用的寶貴物資，尤其台灣的原住民，常常將我們「棄之為敝屣」的草木、蛇莓、甜栗、橡實、野百合、菇類等隨手一摘，拌炒或生食，頓成佳餚，從沒體驗過的滋味，總令人回味無窮。

或是不幸在山中迷路時，可在灌木周圍找找有無葛藤攀附，它的塊根（葛根）個頭大且澱粉含量高，可暫時充飢，以爭取時間等待救援；找不到水源時，則可吸取秋海棠莖葉的汁液，或是竹幹中節的天然儲水槽來補充水分。不過，這些是具有專業級的山友才能如此辨識各種可食物種，一般人切勿輕易嘗試，以免中毒，反而造成更大的傷害。

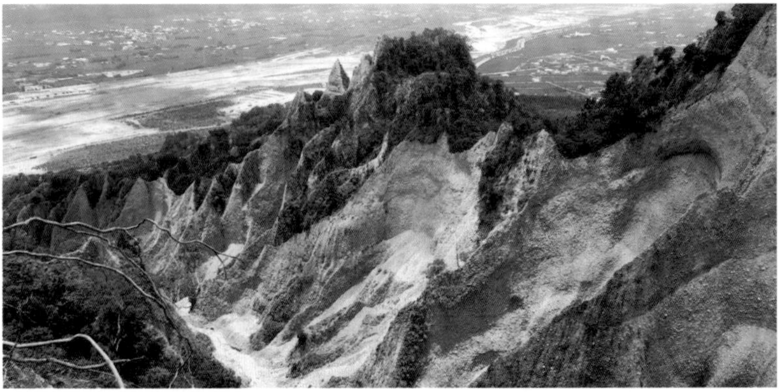

火炎山，媲美大峽谷的名山。

我曾經恰好經過農家果樹採收，受贈鮮橘，當時的香氣、鮮甜，還有濃濃的台灣人情味，直教人永生難忘其味。

其實，在山林中，最令人期待的，莫過於三五好友，一起在山林野宴，曾經在炎熱的五月天，登山龜山島401高地觀景台，當我們打開保冰袋的綠豆冰和新鮮芒果塊時，引得山頂上數十人圍觀搶標。

當然，這是我們的非賣品，只送不賣，其他山友大汗淋漓，氣喘吁吁地爬上頂峰時，看著涼意十足的冰品，每個人要不讚嘆，要不哀號，紛紛直呼：「真是折磨人啊！」那一刻讓眾人留下深刻的回憶。

又或是在冷冽的冬日裡，在山谷避風處，煮一杯濾掛咖啡、一壺茶，凡山友皆可分享，那種大夥兒一家親的味覺饗宴，才是最為真切而難忘的溫暖記憶。

當抵達終點，結束行程時，找家山居野食或是在地小吃，大夥共享其宴，邊吃邊聊今日的旅程點滴，往往這段回憶，會是最療癒心靈與口腹的最佳良藥。

山林具有平衡身心、療癒情緒的神奇力量。長期待在繁忙吵雜的都市，透過山林釋放平日積累的壓力，閉上眼、打開心房，傾聽大自然的蟲鳴鳥叫，感受內在的聲音，讓五感療癒身心靈，重新找回健康。

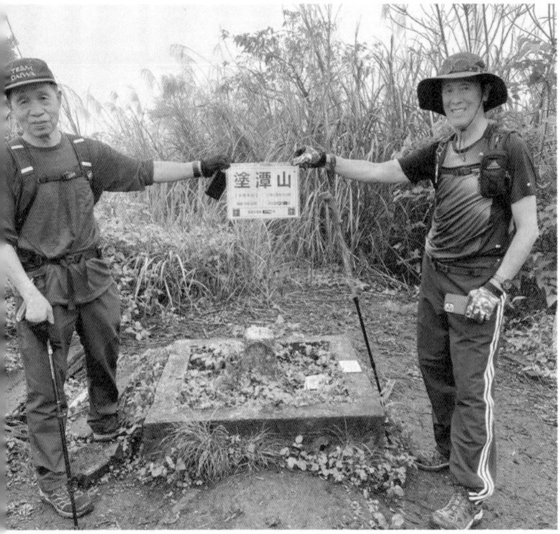

兩位年逾 70 的大哥，比年輕人還「勇腳」。

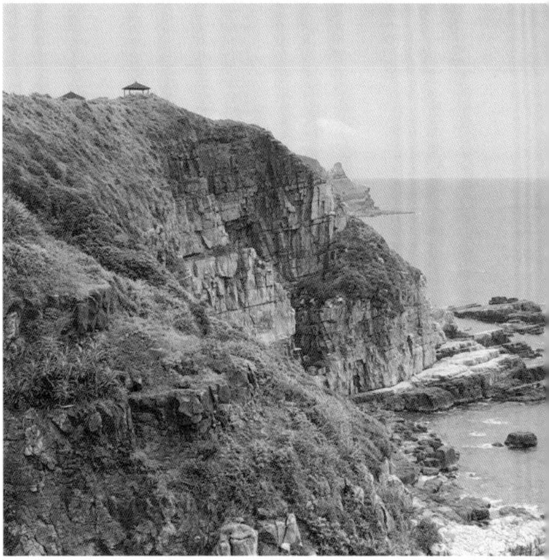

龍洞灣，夏日海水泳池，啟動五感療癒。

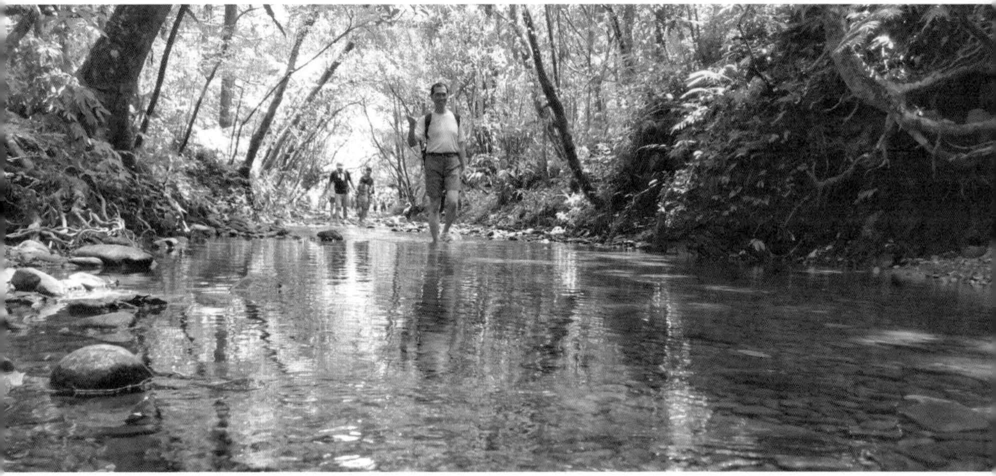

坪溪古道，直接走水路，才能體會坪溪古道的美。

附錄二

本書作者群簡介

學歷
國防醫學院醫學系畢業

經歷
台北醫學大學臨床醫學研究所博士班進修中
內科專科醫師
血液病科專科醫師
腫瘤內科專科醫師
安寧緩和醫學專科醫師
血液及骨髓移植專科醫師
航空醫學專科醫師

現職
國防醫學院副教授
三軍總醫院血液腫瘤科主治醫師
三軍總醫院寧境病房主任
台灣癌症安寧緩和醫學會副秘書長
台灣心理腫瘤醫學學會師資及心理腫瘤專家

醫療專長
頭頸癌症的化學與標靶治療及免疫藥物治療

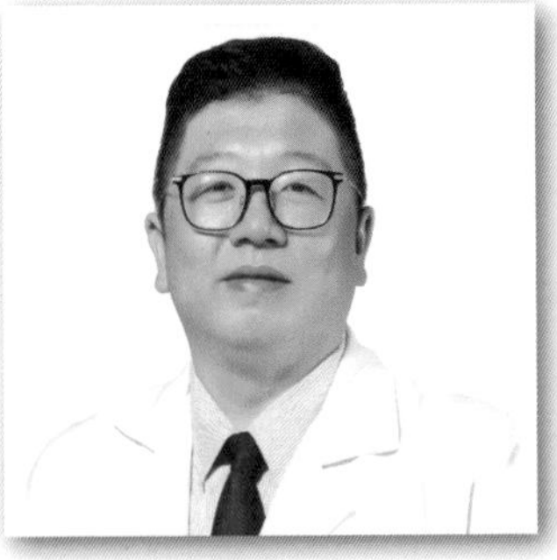

作者
陳佳宏
醫師

各式癌症治療與預防
血液疾病分子診斷
安寧緩和醫療
血液及骨髓移植

理念
傳遞預防、面對癌症的正確觀念

著作
《戰勝頭頸癌：專業醫師的全方位預防、治療與養護解方》全台首本全方位頭頸癌醫療論述，為癌「首」護的抗癌聖經
《戰勝神經內分泌腫瘤：全方位的積極治療、緩和醫療及心理照護》全台首本神經內分泌腫瘤醫療專論，臨床醫療實錄

榮耀
二〇一二年於三總澎湖分院血液腫瘤科服務期間深入社區，同時規劃完善的安寧治療，獲頒澎湖榮譽縣民
陸續受邀東森新聞台、健康醫療網、健康2.0、奇摩新聞、蘋果、自由、中時、中華日報等平面網路媒體等採訪曝光

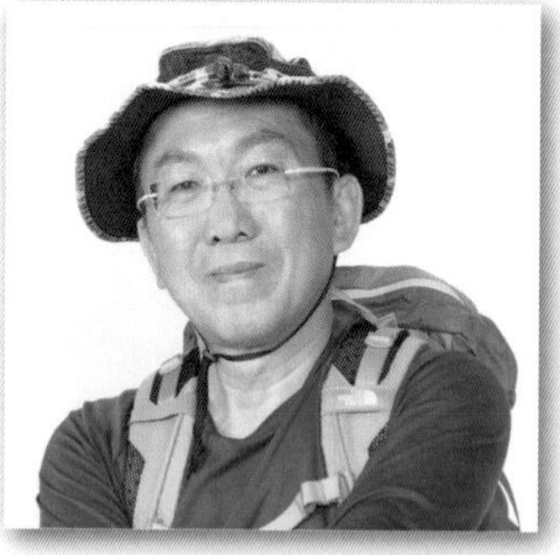

作者
張睿杰
專業登山旅遊領隊

學歷
中國文化大學大眾傳播學系畢業

經歷
亞廣集團亞洲區協理
香港貿易發展局台灣區代理
SIVANNA COLORS 台灣區負責人

現職
專業登山旅遊領隊

專長
銀髮族、初登族健行旅遊行程規劃＋領隊
年輕人、中年人爬山旅遊行程規劃＋領隊

榮耀、特殊事蹟
連續七年三軍總醫院寧境病房「聖誕派對」活動協辦
三軍總醫院寧境病房「心願完成」活動協辦
帶領銀髮族完成六十座台灣小百岳，持續達標中

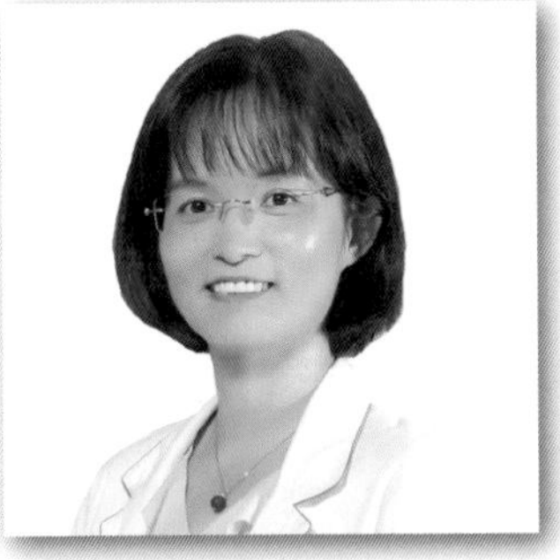

作者
蔡惠芳
社會工作師／諮商心理師

經歷
社會工作師
醫務專科社會工作師
諮商心理師

現職
三軍總醫院社會服務室社工師
台灣心理腫瘤醫學學會理事
台灣癌症基金會專家顧問
漸凍人協會社工專業顧問

相關審訂著作
《媽媽 我好想妳：給病人與家人的關懷手記（中英對照）》
《傾聽情緒：罹癌長輩與家屬的心理照顧》
《當父母老後……，兒女面臨高齡長輩老、衰、病、死的情緒困頓與出口》
《戰勝神經內分泌腫瘤：全方位的積極治療、緩和醫療及心理照護》
《跟自己作伴：找回獨處不心慌的安定力量》

國家圖書館出版品預行編目 (CIP) 資料

希望治療：整合性癌症照顧，最新醫療、心理與山林療癒 / 陳佳宏，張睿杰，蔡惠芳作．-- 第一版．-- 臺北市：博思智庫股份有限公司，民 111.07 面；公分

ISBN 978-626-96241-0-2(平裝)

1.CST: 癌症 2.CST: 輔助治療法

417.8 111008982

預防醫學 33

希望治療

整合性癌症照顧，最新醫療、心理與山林療癒

作　　者 | 陳佳宏、張睿杰、蔡惠芳
登山照片 | 張睿杰
運動圖片 | 黃薰隆（健身道 ProAPP）
封面攝影 | 鄭旭清、Chris Po-Yen Lee

主　　編 | 吳翔逸
執行編輯 | 陳映羽
專案編輯 | 千　樊
資料協力 | 陳瑞玲
美術主任 | 蔡雅芬
媒體總監 | 黃怡凡

發 行 人 | 黃輝煌
社　　長 | 蕭艷秋
財務顧問 | 蕭聰傑
出 版 者 | 博思智庫股份有限公司
地　　址 | 104 台北市中山區松江路 206 號 14 樓之 4
電　　話 | (02) 25623277
傳　　真 | (02) 25632892

總 代 理 | 聯合發行股份有限公司
電　　話 | (02)29178022
傳　　真 | (02)29156275

印　　製 | 永光彩色印刷股份有限公司
定　　價 | 350 元
第一版第一刷 西元 2022 年 07 月

ISBN 978-626-96241-0-2

博思智庫股份有限公司

博思智庫粉絲團 Facebook.com/broadthinktank